Petra Maurus

Herzgruppe

Ein therapeutischer Erlebnisraum

PFLAUM

Dr. phil. Petra Maurus, Diplomsportlehrerin, Sportpädagogin und Übungsleiterin im Präventions- und Rehabilitationssport, Funkerstr. 9, 80636 München

Die Deutsche Bibliothek – CIP-Einheitsaufnahme

Maurus, Petra:

Herzgruppe : ein therapeutischer Erlebnisraum / Petra Maurus. – München ; Bad Kissingen ; Berlin ; Düsseldorf ; Heidelberg : Pflaum, 1998
   (Pflaum Physiotherapie)
   ISBN 3-7905-0769-5

ISBN 3-7905-0769-5
Copyright 1998 by Richard Pflaum Verlag GmbH & Co. KG München ·
Bad Kissingen · Berlin · Düsseldorf · Heidelberg
Satz: Pustet, Regensburg
Druck und Bindung: S.A., Bilbao

Für Tobias, meinen Herzbuben

Inhalt

STUNDENBILDER

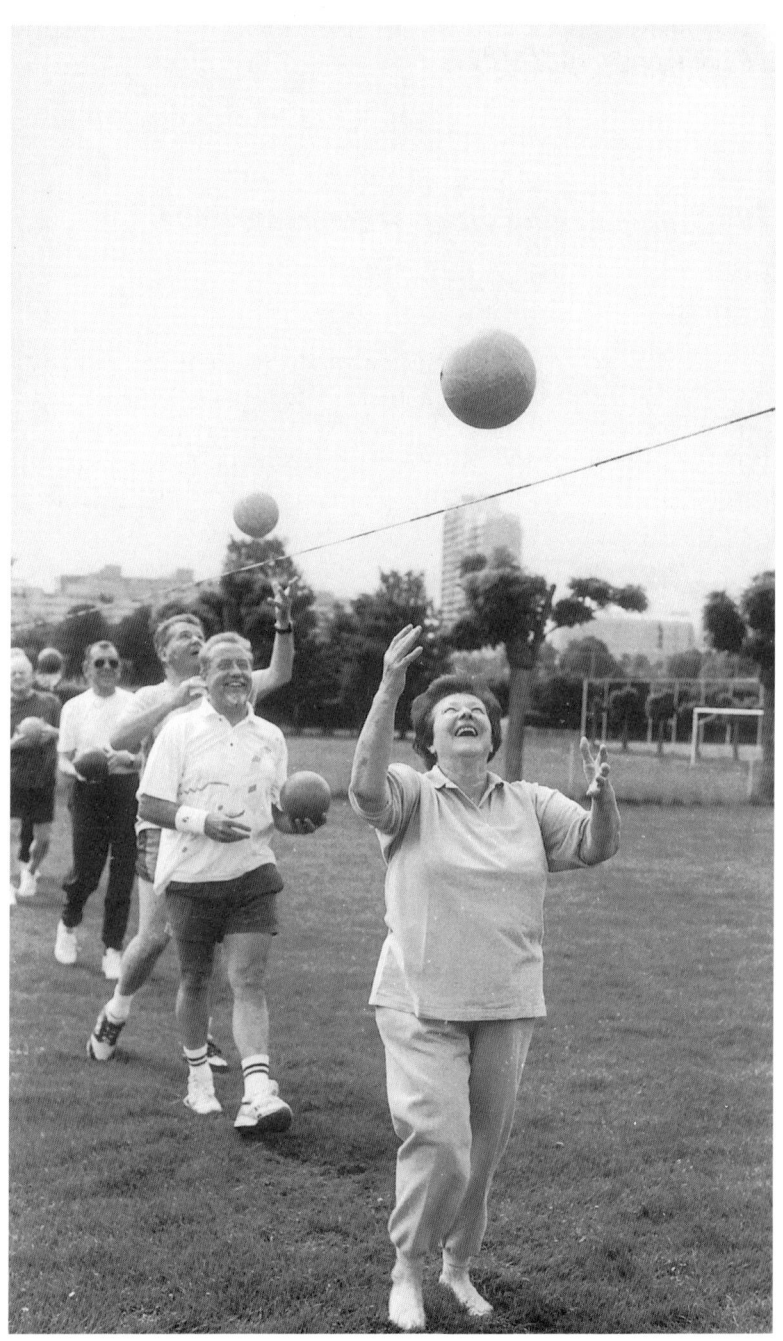

Dieses Buch ...

hat eine lange Entstehungsgeschichte – Monate, Jahre. Nur gelegentlich blitzte am Anfang die Idee auf, die tausend Erlebnisse aus der Arbeit als Herzgruppen-Therapeutin zu reflektieren und aufzuschreiben. Wie das so ist. Zunehmend habe ich sie dann aber für mich dokumentiert, mit anderen diskutiert und einen großen Wert in ihnen erkannt. So sind sie jetzt schließlich zu einem Buch geworden.

Ich beginne darin mit einem pädagogisch fundierten theoretischen Teil, in dem es meine Absicht war, Neugierde für das Phänomen »Erlebnis« zu wecken, mit ihm vertraut zu machen und ihm so in der therapeutischen Arbeit seinen Platz zu verschaffen. Wo und womit in der Herzgruppe überall Erlebnisse möglich sind, was der Übungsleiter dazu beitragen kann, welche Eigenschaften der Teilnehmer man dazu fördern kann, dies ist neben der Beschreibung des grundsätzlichen Rüstzeugs für die Arbeit in Herzgruppen Gegenstand dieses ersten Buchteils. In der anschließenden Darstellung meiner praktischen Erfahrungen und der Stunden-Vorschläge wird der Leser meine eigene Art und Weise, die Herzgruppen-Arbeit zu gestalten, und so die Patienten auf ihrem Weg der Genesung zu begleiten, kennenlernen. Inhalte, die sich in meiner ganz persönlichen Arbeit mit den Patienten bewährt haben. Aus diesem Grund erhebt dieses Buch auch keinen Anspruch auf Vollständigkeit und Absolutheit. Mein Buch will Anregung und Begleitung sein auf der Suche nach dem eigenen Weg im therapeutischen Alltag. Verbindlich und allgemeingültig ist es dagegen freilich in allem, was die charakteristischen Prinzipien und Merkmale der Arbeit mit Herzpatienten betrifft.

Zu meiner Ausdrucksweise wird auffallen, daß ich mich, wenn ich von Patienten, Teilnehmern usw. spreche, auf die maskuline Form beschränke. Dies einfach deshalb, um einen gewissen Lesefluß zu ermöglichen. Gemeint sind freilich immer Männer **und** Frauen.

Verwundern mag vielleicht, daß in meinem Buch die medizinischen Grundlagen zu Herzerkrankungen so gut wie keinen Raum einnehmen. Für gewöhnlich sind sie zu Beginn eines jeden Herzgruppen-Buches zu finden. Außer Frage steht, daß jeder Herzgruppen-Übungsleiter mit den medizinischen Hintergründen seines Faches vertraut sein und sich permanent um einen aktuellen Stand derer bemühen muß. Doch zu all dem existiert eine wahre Fülle an Literatur. Und auf sie möchte ich verweisen, wenn das Bedürfnis nach Erlangung oder Auffrischung der medizinischen Kompetenz im Rahmen der Herzgruppen-Arbeit besteht. Diese vorwiegend medizinisch ausgerichteten Bücher brechen aber meist dort ab, wo das konkrete Arbeiten mit Herzpatienten beginnt: bei der Ausgestaltung der Therapiestunden. Insofern darf sich dieses Buch als pädagogische Weiterführung interdisziplinärer theoretischer Grundlagen verstehen, um den Kreis im Sinne einer ganzheitlichen, umfassenden Therapie zu schließen.

Bereits an dieser Stelle möchte ich all denen ganz herzlich Danke sagen, die mich in meiner Arbeit an diesem Buch freundschaftlich und konstruktiv unterstützt haben: dem Pflaum-Verlag München, insbesondere der Herausgeberin des Buches, Frau Ingeborg Liebenstund, und Herrn Gottfried Kannegiesser, Herrn Prof. Dr. Karl-Heinz Leist von der Technischen Universität München, Frau Verena Löhner von der Technischen Universität München, Herrn Prof. Dr. Dieter Jeschke von der Technischen Universität München, Herrn Rolf Hunold von der Landes-Arbeitsgemeinschaft für ambulante kardiologische Prävention und Rehabilitation in Bayern e.V., der Herzgruppe des Universitätssportclubs München und ihrer Übungsleiterin, Frau Claudia Friedsam, Herrn Norbert Reil, Frau Stefanie Hölzle und meinen Eltern, Margarete und Josef Maurus. Ihnen allen herzlichen Dank für ihre absolut verläßlichen helfenden Hände – ohne jegliches wenn und aber!

GRUNDLAGEN ZUR HERZGRUPPEN-BETREUUNG

1 *Ein Plädoyer für das Erleben*

Stimmung Der akute Infarkt ist überstanden. So gesehen ist alles gerade noch
des Patienten einmal gut gegangen. Was aber bei den meisten Patienten trotzdem
bleibt, ist diese große Unsicherheit – manchmal sogar Angst – gegenüber ihrem Körper und damit sich selbst:
– Was kann ich mir noch zumuten?
– Kann ich noch etwas leisten?
– Was tut mir gut und was nicht?   und:
– Was habe ich denn überhaupt falsch gemacht?
Kurz und gut: Der Patient ist aus dem Gleichgewicht und seelisch und
körperlich kaum belastbar. Der weitere persönliche Weg ist unklar und
liegt in einem diffusen Licht, für manche in einer völligen Dunkelheit.
Auf der Hand liegt nur, daß irgendetwas am Verhalten vor dem Infarkt
krankmachend war, irgendetwas ist schiefgelaufen.

Gedanken des Mit so oder so ähnlich gestimmten Menschen werden wir als Übungs-
Übungsleiter leiter in den Herzgruppen konfrontiert. In gemeinsamer Arbeit mag es
unser Ziel sein, die Patienten seelisch und körperlich wieder belastbarer zu machen und ihnen dabei das Zutrauen zu sich selbst wieder-
zugeben. Gleichzeitig liegt es aber auf der Hand, daß der Zustand
vor dem Infarkt nicht der sein kann, der dabei angestrebt wird. Das
Gefüge, in dem sich der Patient damals bewegt hat, hat ihn krank
gemacht. Es kann kein lohnender, weiter erstrebenswerter Weg sein,
wenn er schon einmal nahezu in den Tod geführt hat. Es gilt also nun
umzudenken und das Verhalten in Alltag und Beruf zu ändern. »Verhaltensänderung« steht so als großes Schlagwort neben dem körperlichen und seelischen »Wieder-auf-die-Höhe-kommen« als Zielvorstel-
lung auf dem Aushängeschild der Herzgruppe.

Verhaltensänderung – damit meine ich konkret folgendes: Der Patient Das Verhalten ändern hat sich vor dem Infarkt für eine bestimmte Art und Weise zu leben entschieden, die sich dann aber als eine Form des Raubbaus an der eigenen Person entpuppt hat. Er hat im Zuge dessen bestimmte Dinge oder Personen letztendlich höher und wertvoller eingestuft als das eigene Wohlergehen und die eigene Gesundheit. Dramatisierend kam hinzu, daß er die Alarmsignale von Körper und Seele nicht erkannt hat bzw. nicht erkennen wollte. Bis es dann zu spät war, und der Infarkt ein unmißverständliches Zeichen setzte. Nach dieser Zäsur wäre es nun wünschenswert, daß ein Umdenken des Patienten stattfindet hin zu der Bereitschaft, sich selbst, seinem Körper und seiner Seele zumindest in gewissem Maß das zuzuführen, was sie für ihre Gesundheit brauchen. Dies schließt freilich das Wissen darum ein, was und wieviel von etwas, bzw. wann etwas gut tut oder schadet. Gleichzeitig braucht der Patient dabei aber auch die Entschlossenheit anderen und sich selbst gegenüber, sich dies zu nehmen und sich entsprechend zu verhalten – im optimalen Fall krankheitsangepaßt und gleichzeitig gesundheitsbewußt.

Für den Übungsleiter stellt sich in der Konsequenz die Frage, wie er Wie zur Verhaltensänderung kommen? den Patienten nun am besten hin zu dieser erwünschten Verhaltensänderung »anstupst«. Wie kann er dem Patienten helfen, ein Umdenken zu initiieren, ein neues Selbstvertrauen und eine neue Selbstkenntnis zu erlangen? Durch verordnete Konzepte? Durch wohlgemeintes therapeutisches Diktat?

Ich bin der Ansicht, daß die eigene Einsicht immer die beste Lehrmeisterin ist, die letztendlich die dauerhaftesten Lernerfolge vorweisen Diktat oder Einsicht kann. Denn sie führt zu einem Handeln aus Überzeugung – Einsicht basiert auf logisch und akzeptabel bewerteten Schlüssen. Einsehen kann ich aber von daher nur etwas, wovon ich die Zusammenhänge verstehe. Aus eigener Erfahrung weiß jeder, daß dies besonders gut dann gelingt, wenn ich mir das Verständnis der Vorgänge selbst erarbeitet, wenn ich an der Lösung selbst gebastelt und das Entstehen der Lösung eines Problems als einen Prozeß **erlebt** habe. Und: Ein echtes Erlebnis ist dabei sicher immer auch gekennzeichnet durch einen hohen Aufforderungscharakter der Aufgabenstellung bzw. der Geräte oder Materialien, mit denen ich arbeite.

Erlebnis – dieses Phänomen umfaßt für mich also zunächst eine aktive, eigenverantwortliche Auseinandersetzung des Patienten mit offenen

(Bewegungs-)Aufgaben, die per definitionem individuelle Lösungsmöglichkeiten zulassen. Erlebnisbetonend wirken dabei
- aufmunternde Aufgabenbeschreibungen,
- auffordernde Geräte/Hilfsmittel,
- neugierweckende Stundeninhalte.

In einem nächsten Schritt schließt sich die bewußte, begründete Entscheidung für eine ganz eigene Lösungsvariante aufgrund der bedachten oder erfahrenen Konsequenzen der Lösung an. Vor diesem Hintergrund findet also jenes Erleben der Stundeninhalte und ihrer **Aktiv** Konsequenzen für die eigene Person durch aktive Auseinandersetzung **auseinandersetzen** statt, im Gegensatz zum eher passiven Konsumieren starrer therapeutischer Programme. Diese Form des Erkenntnisgewinns ist insofern wertvoll und erstrebenswert als sie dauerhaftere – weil selbstgewählte und selbstgestaltete – Verhaltensstrukturen nach sich zieht. Bloße von Therapeutenseite verordnete Verhaltensänderung läßt erfahrungsgemäß spätestens dann gravierend nach bzw. verschwindet, wenn der Patient wieder auf sich allein gestellt ist, z. B. dann, wenn ein Kur-Aufenthalt endet. WAGENSCHEIN [4.] (1992, 88) bringt jenen Bedeutungsgehalt des Begriffes »Erlebnis« durch ein Zitat Hans Lipps' in aller Prägnanz auf den Punkt, wohl innerhalb einer Diskussion zur Mathematik, aber deshalb nicht weniger passend für unsere Zwecke: »Erlebnis ist das, wo man dabei ist.« Es beinhaltet »eigenes, gelingendes Finden und logisches Denken« des Arbeitenden – so gesehen durchaus auch eine »Leistung«.

Für den Herzgruppen-Patienten kann dies bedeuten, daß er über solche Problemlösung im Rahmen von Bewegungsaufgaben einmal körperlich wieder belastbarer wird und einschätzen lernt, was er seinem Körper zumuten kann, ohne sich zu überlasten. Er hat ja durch sein eigenes Spüren erlebt, welche Konsequenzen seine bewußt ausgesuchte Lösungsvariante nach sich zieht. Wünschenswert ist sicher, daß sich dieses Verantwortungsbewußtsein sich selbst gegenüber mit den entsprechenden Verhaltenskonsequenzen in sämtliche Bereiche des Alltags hinein überträgt. Dies kann vielerlei Folgen haben: Es können einerseits einfache neue Alltags-Bewegungsmuster sein (z. B. günstiges Bücken) oder aber auch einschneidendere Maßnahmen wie eine krankheitsangepaßte und gesundheitsbewußte Veränderung des räumlichen Umfelds (z. B. Umzug in eine ruhigere Gegend) oder eine Umstrukturierung der vertrauten sozialen Kontakte (z. B. Verabschiedung vom trinkfreudigen Stammtisch). Und dazu gehört neben der

Einsicht auch Mut. Oft sehr viel Mut. Mut dazu, sich auf Neues einzulassen und sich damit selbst mit allen Ängsten, Sorgen und Be-
quemlichkeiten zu überwinden. Aber auch Mut dazu, die eigene Entscheidung nicht von den Ansichten und Meinungen seines Umfelds
abhängig zu machen, also Mut dazu, unabhängiger zu werden. Daher
ist bei dieser erlebten Erschließung individueller Lösungen jenes Selbstbewußtsein von ganz entscheidender Bedeutung, das den Patienten in
die Lage versetzt, seinen Entschluß vor anderen zu vertreten. Auch
wenn er das Problem ganz anders als alle anderen angepackt hat. Sein
Päckchen genau so zu schnüren, wie man es am besten tragen kann,
auch wenn es dann anders aussieht als ein »ganz normales«, als das
der anderen – das soll der Patient nach und nach zu vertreten in der
Lage sein. Dies schließt nicht aus, daß ein Vergleich zwischen der
eigenen Variante und die der anderen Teilnehmer stattfindet. Die
letztendliche Entscheidung soll aber nicht aus einem Gruppendruck,
sondern aus eigener Überzeugung heraus fallen.

Dies ist freilich ein großer Anspruch an die Arbeit in Herzgruppen.
Durststrecken, in denen dieses Ziel plötzlich wieder weit weg erscheint, werden unvermeidlich sein. In jedem Falle ist es aber auch
eine lohnende Herausforderung, bei der schon der Weg zum Ziel allein
in jedem Falle wachsen läßt – den Patienten und den Übungsleiter.

2 Rahmenbedingungen rund um die Herzgruppe

Ehe das eigentliche Arbeiten in der Herzgruppe beginnen kann, gilt es, einige organisatorische Dinge abzuklären bzw. in die Wege zu leiten.

2.1 Finanzierung

Kostenübernahme Von großer Bedeutung ist zunächst die Frage, wer die Teilnahme an einer Herzgruppe finanziert, welche Kosten von wem übernommen werden, und welche Gelder der Patient selbst aufzubringen hat.

Der Arzt verordnet Erste Voraussetzung für eine finanzielle Unterstützung der Teilnahme an einer Herzgruppe ist die Verordnung durch einen Arzt. Darin ist die ärztliche Diagnose dokumentiert, des weiteren die Gründe für die Weiterempfehlung an eine Herzgruppe, die voraussichtliche insgesamte Dauer der Teilnahme, die Anzahl der wöchentlichen Übungsstunden/-veranstaltungen und die für den Patienten günstigste Sportart.

Kostenträger Jene ärztliche Verordnung muß im Anschluß beim zuständigen Kostenträger eingereicht werden. Dies kann sein: die Krankenkasse, ein Unfallversicherungsträger (Berufsgenossenschaft usw.), ein Rentenversicherungsträger (Landesversicherungsanstalten, kurz: LVA, bzw. Bundesversicherungsanstalt für Angestellte, kurz: BfA). All diese möglichen Kostenträger sind in einer sog. »Gesamtvereinbarung über den Rehabilitationssport vom Januar 1994« integriert. Über wen die Abrechnung schließlich vorgenommen wird, geht aus der entsprechenden Verordnung hervor, die entweder vom Hausarzt ausgestellt wird oder der Patient von der Rehabilitations-Klinik mitbringt.

18

a) Wenn die Krankenkasse die Kostenträgerin ist:
Grundsätzlich kann die Krankenkasse als ergänzende Leistung Behindertensport/Rehabilitationssport – und damit auch die Therapie in
einer Herzgruppe – fördern, wenn
– eine ärztliche Verordnung vorliegt,
– unter ärztlicher Betreuung gearbeitet wird und
– zuletzt die Krankenkasse Krankenhilfe gewährt hat oder gewährt.
Folgender Weg ist in diesem Falle konkret zu durchlaufen:
Erster Ansprechpartner ist der Hausarzt. Seine Verordnung der Teilnahme an einer Herzgruppe geht weiter zur Krankenkasse, die eine
Bewilligung aussprechen muß. Anschließend steht dem Patienten der
Weg in die Herzgruppe frei.

b) Wenn ein Unfallversicherungsträger die Kosten übernimmt:
In diesem Falle sieht der Weg der Beantragung folgendermaßen aus:
Der Patient wendet sich zunächst an seinen Haus- oder Dienstarzt.
Seine Verordnung geht an den Unfallversicherungsträger zur Bewilligung, die dann die anschließende Teilnahme an der Herzgruppe ermöglicht.

c) Wenn ein Rentenversicherungsträger die Kosten übernimmt:
In dieser Variante verordnet die Rehabilitations-Klinik, in der sich der
Patient zur Anschlußheilbehandlung nach dem Aufenthalt in der Akut-
Klinik befand, mit einem entsprechenden Formblatt der LVA bzw. BfA
den Herzsport in der örtlichen Herzgruppe direkt.

Je nach Höhe der Kosten für eine Übungsveranstaltung, für die v. a. das **Eigenanteil**
Honorar für Arzt und Übungsleiter und die Miete für den Übungsraum
zu berücksichtigen sind, bewegt sich der Eigenanteil, den ein Herzgruppen-Teilnehmer aufzubringen hat, bei ca. DM 2,– bis DM 6,– pro
Stunde. Zusätzlich zu berücksichtigen ist, daß darüberhinaus u. U. ein
Vereinsbeitrag fällig wird, wenn die Herzgruppe, die man sich ausgesucht hat, Teil eines Vereinsangebots ist.

2.2 Übungsleiter und Arzt

Der Übungsleiter einer Herzgruppe muß seine Qualifikation mittels **Übungsleiterschein**
eines Scheins nachweisen können, der seine fachgerechte Ausbildung
belegt. Er kann beispielsweise über die jeweiligen Landes-Arbeitsgemeinschaften für kardiologische Prävention und Rehabilitation (LAG)

oder entsprechende Sporttherapie-Verbände erworben werden. Um die Gültigkeit des Übungsleiterscheins aufrechtzuerhalten, sind herzgruppenbezogene Fortbildungen im zweijährigen Abstand vorgeschrieben. Auch sie werden z. B. von der LAG angeboten. Ein entsprechend qualifizierter Herzgruppenübungsleiter kann ein Honorar von DM 40,– bis DM 50,– für 45 min erwarten.

Die Anwesenheit eines Arztes und einer Notfallausrüstung einschließlich eines betriebsbereiten Defibrilators ist für eine Herzgruppen-Stunde verpflichtend.

Im Notfall muß darüberhinaus sofort ein Krankenwagen verständigt werden können. Dies bedeutet, daß Übungsleiter, Arzt und Teilnehmer wissen müssen, wo ein schnell erreichbares Telefon steht und wie die zu wählende Nummer lautet. Eine bewährte Maßnahme ist, diese Notfallnummer gut lesbar auf den Notfallkoffer zu kleben. Es empfiehlt sich, die Notfallsituation in regelmäßigen Abständen mit den Herzgruppen-Teilnehmern zu simulieren. Wenn der Teilnehmerkreis kaum variiert, können für diesen Fall auch Aufgaben vergeben werden, so daß z. B. klar ist, wer den Krankenwagen verständigt.

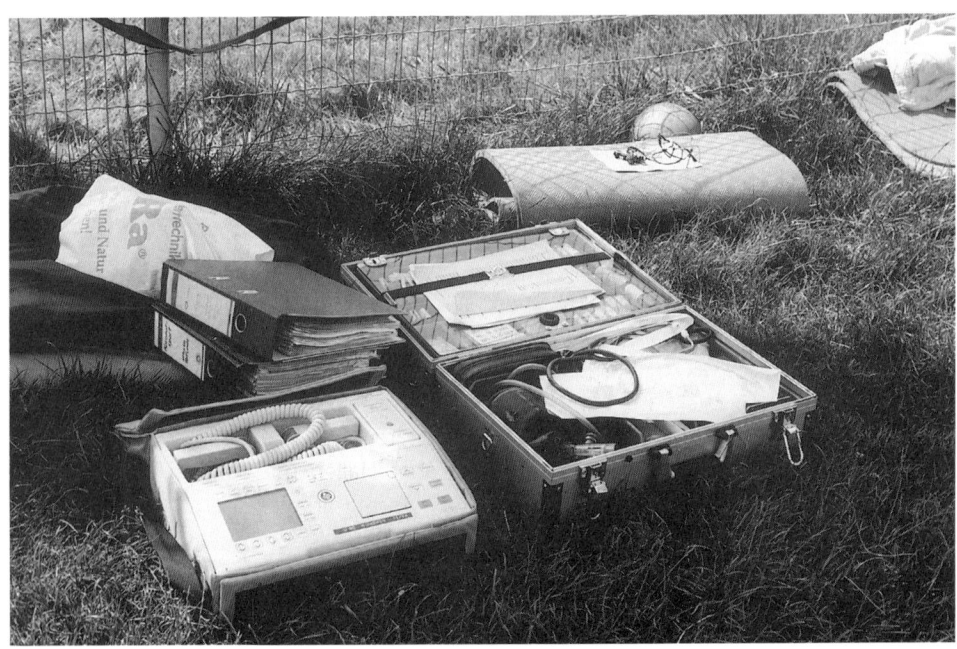

Abb. 1 Eine Notfallausrüstung muß in der Gruppenstunde vorhanden sein

2.3 Gruppengröße

Günstig ist eine ca. zwölf Teilnehmer umfassende Gruppe. Sie ermöglicht einerseits eine individuelle Betreuung, läßt aber gleichzeitig einen Rückzug des Einzelnen in ein umfassenderes Ganzes zu. Darüberhinaus bildet diese Teilnehmeranzahl eine gute Grundlage für das Entstehen eines Gruppen- und Zusammengehörigkeitsgefühls, denn es ist noch gut möglich, jeden seiner »Mitstreiter« persönlich kennenzulernen und in persönlich festlegbarem Maße mit allen in Kontakt zu kommen. Vom rein organisatorischen Standpunkt aus gesehen sollte eine Gruppe auch aus dem Grunde nicht zu klein sein, um für Spiele noch ausreichend große Mannschaften bilden und jeweils eine interessante Mischung individueller Aufgabenlösungen vorstellen zu können.

Persönlicher Kontakt

2.4 Halle und Geräte

Sich wohl fühlen und gerne dort hinkommen – diesen Ansprüchen sollte die Übungsstätte der Herzgruppe, wenn irgend möglich genügen. Licht und Luft tragen wesentlich dazu bei. Gerade bei Ausdauerarbeit genießen die meisten Teilnehmer besonders die einströmende Frischluft. Im Hinblick auf die Größe der Halle entsteht sicher die angenehmste Gruppen-Atmosphäre, wenn man weder das Gefühl hat, sich zu verlieren noch sich zu zertreten. Wenn die Übungsstätte keine Sporthalle, sondern eine sonst anders genützte Räumlichkeit ist, versteht es sich von selbst, daß im Vorfeld alles auf mögliche Verletzungsfallen hin überprüft und »sportsicher« gemacht wird.
Ein Übungsleiter kann sich glücklich schätzen, wenn die Übungsstätte mit Geräten gut bestückt ist. Für ein abwechslungsreiches, ansprechendes Therapieprogramm ist damit ein elementarer Grundstein bereits gelegt. Sicher nicht die Ausnahme sind aber Hallen mit einer dürftigen Geräteauswahl oder einer zu geringer Anzahl an einzelnen Handgeräten, so daß kaum jedes Gruppenmitglied damit ausgestattet werden kann. In diesen Fällen kann man zunächst versuchen, mögliche ungeahnte Geldquellen für eine bessere Geräteversorgung zu erschließen. Ich denke dabei an Sponsoren, z. B. Banken, Versicherungen oder Pharma-Firmen, die für Werbezwecke Geld oder direkt

Geräteausstattung

Geräte zur Verfügung stellen. Einfach nachfragen lohnt sich oft! Oder: Gebrauchte Tennisbälle, die für ihren ursprünglichen Zweck nicht mehr geeignet sind, in der Herzgruppe aber noch wunderbar für andere Inhalte eingesetzt werden können, verschenken manchmal Tennis-Vereine auf Anfrage gerne. Bleibt trotz aller Bemühungen der Geräteschrank unbefriedigend gefüllt, ist der Einfallsreichtum des Übungsleiters gefragt: Es gilt, einerseits erlebnisreiche Therapie-Programme zu erstellen, die ohne Geräte durchgeführt werden können (das geht!). Andererseits kann man in solchen Fällen auf eine sinnvolle Aufteilung der Großgruppe in kleinere Grüppchen mit jeweils verschiedener Gerätezuteilung zurückgreifen. Dadurch läßt sich der Druck vermeiden, daß von jedem Handgerät ebensoviel Stücke wie Gruppenteilnehmer vorhanden sein müssen. Und: Es ist erstaunlich, welche einfachen Alltags-Gegenstände, die man zum Teil in Fülle besitzt, sich mit ein bißchen Phantasie zu Übungsgeräten umfunktionieren lassen: Wäscheklammern, Zeitungen, Schuhkartons, Nylonstrümpfe …

Pulsuhr Zwar kein Übungsgerät, aber ein für den Herzgruppenteilnehmer trotzdem sehr sinnvolles Utensil ist die Pulsuhr.

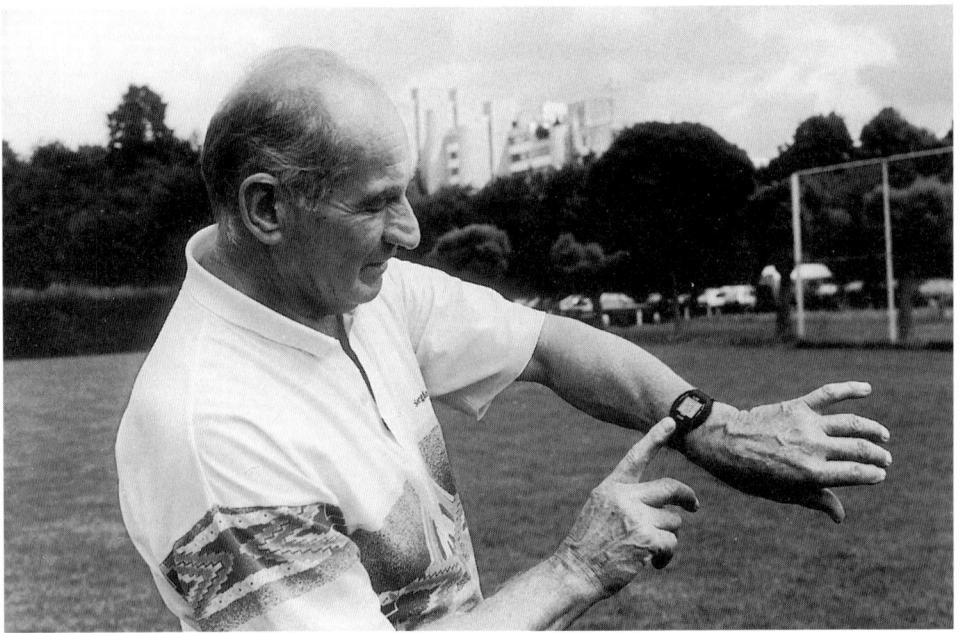

Abb. 2 *Ein Blick auf die Pulsuhr*

22

Sie ermöglicht ihrem Träger die permanente Kontrolle seiner aktuellen Herzfrequenz, die direkt von der Uhr ablesbar ist, und kann damit zu einer angemessenen Belastung beitragen. Zu empfehlen sind Pulsuhren, die nach dem EKG-Prinzip funktionieren. Der Stückpreis dieser Uhren liegt bei ca. DM 200,–.

2.5 Häufigkeit der Gruppenstunde

Um einmal günstige gesundheitliche Effekte durch die Arbeit in der Herzgruppe zu erzielen und andererseits das Zusammenwachsen der Teilnehmer zu fördern, empfehle ich, die Gruppe zweimal pro Woche für 1,5 Stunden zu versammeln.

Wie oft treffen?

3 Der Übungsleiter - Gestalter und Vertrauensperson

3.1 Qualifikation

Die rein fachliche Qualifikation mit ihrem medizinischen und thera-peutischen Grundlagenwissen ist für den Herzgruppenübungsleiter ein absolutes Muß. Diesen Sachverhalt und die Verpflichtung zum Besuch **Sich fortbilden** von Fortbildungsveranstaltungen habe ich bereits besprochen. Nur: Jeder hat gewiß selbst schon erfahren, wie flüchtig Wissen sein kann. Deshalb hat in meiner Freizeit die Fachlektüre zur Herzgruppenarbeit ihren festen Platz. Diese regelmäßige fachbezogene Auseinanderset-zung – und sei es auch manchmal nur ein »Querlesen« – kann ich aus eigener Erfahrung nur empfehlen. Ich habe dadurch das Gefühl, mich mehr mit der Thematik zu »verweben«. Auch ein Gespräch im thera-peutischen Team, z. B. mit Ärzten und Psychologen, hat seinen Wert und hilft, den erworbenen Wissensstand aufrechtzuerhalten. Gleiches gilt natürlich auch für einen direkten Austausch mit den Patienten selbst. Interessanterweise sind oft die Informationen aus den persön-lichen Gesprächen besonders einprägsam – vielleicht, weil sie durch eine Person oder ein Schicksal ein Gesicht bekommen haben.

Über die rein fachliche Qualifikation hinaus plädiere ich für ein weite-res Merkmal des Übungsleiters, das mir ebenso als sehr wichtig er-scheint: Ich nenne es einmal die »rein menschliche Qualifikation« und meine damit die Freude und Lust am Umgang mit Menschen.

Nur sie verleiht die Ausstrahlung, die den Übungsleiter zum Partner und zur Vertrauensperson werden läßt. Ebenso halte ich sie gleichsam für die Inspiration schlechthin, um aus einer Ansammlung von Einzel-personen eine Gruppe werden zu lassen.

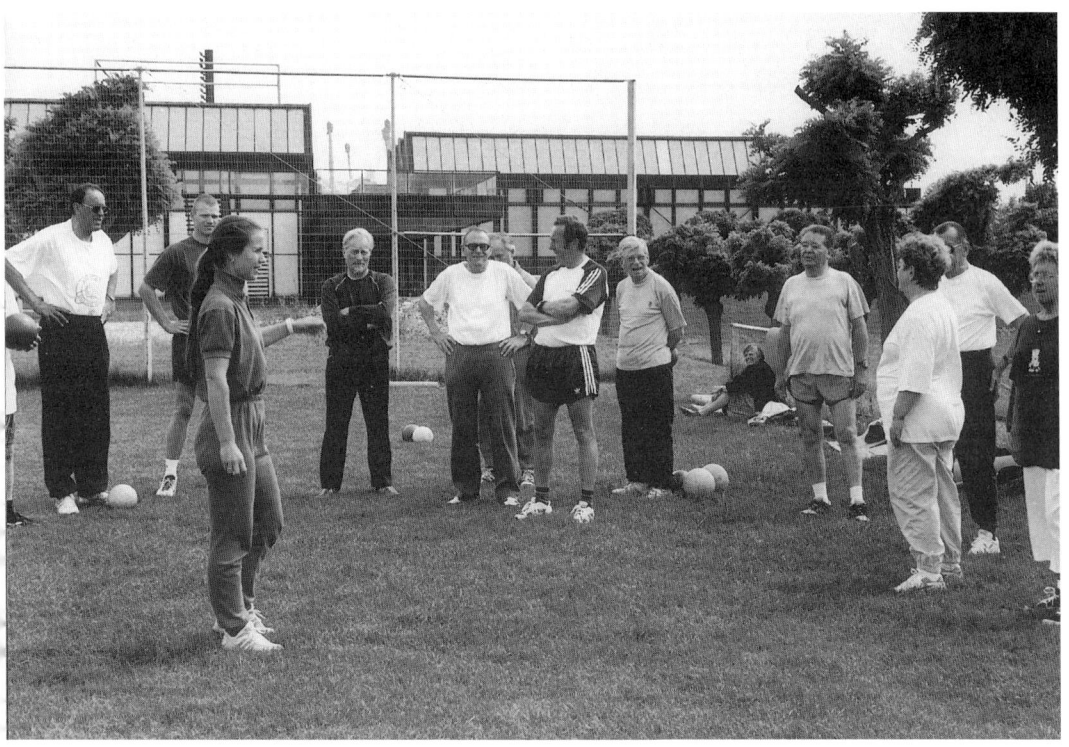

Abb. 3 *Freude am Umgang mit Menschen*

3.2 Repertoire

Ein wohl durchdachtes, praxistaugliches Repertoire gehört zum guten
Rüstzeug eines jeden Übungsleiters und läßt ihn zu einem wahren Ge-
stalter einer Stunde werden. Es ist selbstverständlich, daß dieses nicht
mit einem Mal vom Himmel fällt. Vielmehr muß es Stück für Stück erarbeitet werden, durch Lektüre, Hospitationen, Austausch mit anderen
Übungsleitern oder aber auch durch das Spiel mit den eigenen Ideen. **Stunden**
Unbedingt empfehle ich die Dokumentation einer jeden Stunde, z. B. **dokumentieren**
durch die Niederschrift und Abheftung des Stundenbildes in einem
dafür angelegten Ordner.

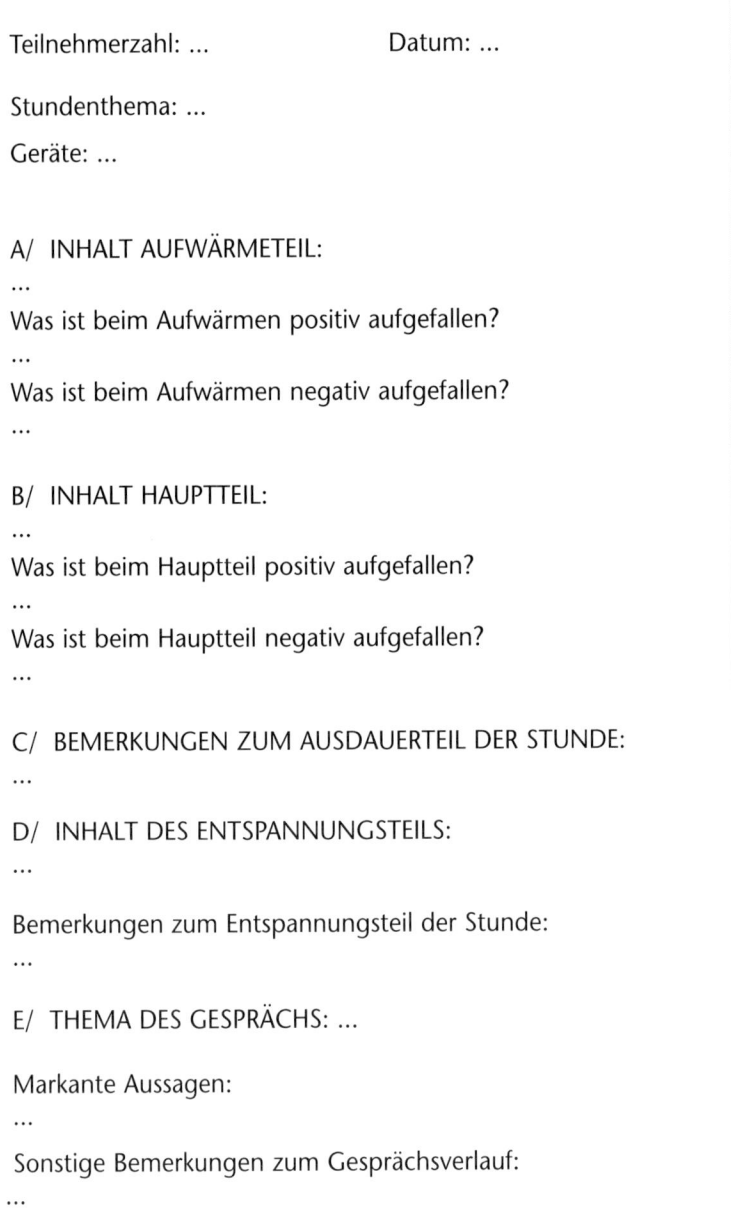

Teilnehmerzahl: ...   Datum: ...

Stundenthema: ...

Geräte: ...

A/ INHALT AUFWÄRMETEIL:

...

Was ist beim Aufwärmen positiv aufgefallen?

...

Was ist beim Aufwärmen negativ aufgefallen?

...

B/ INHALT HAUPTTEIL:

...

Was ist beim Hauptteil positiv aufgefallen?

...

Was ist beim Hauptteil negativ aufgefallen?

...

C/ BEMERKUNGEN ZUM AUSDAUERTEIL DER STUNDE:

...

D/ INHALT DES ENTSPANNUNGSTEILS:

...

Bemerkungen zum Entspannungsteil der Stunde:

...

E/ THEMA DES GESPRÄCHS: ...

Markante Aussagen:

...

Sonstige Bemerkungen zum Gesprächsverlauf:

...

Abb. 4 Beispiel für eine Dokumentations-Gliederung

Nur so gehen keine Einfälle verloren und sind – vielleicht auch nur als Baustein für eine neue Stundengestaltung – wirklich immer verfügbar. Ich kenne die manchmal größere und manchmal kleinere Unlust, sich vor jeder Stunde hinzusetzen und den Plan für die kommende Stunde detailliert niederzuschreiben. Man wird ja auch mit zunehmender Erfahrung sicherer und versierter, so daß dies für den Erfolg der Stunde nicht mehr unbedingt notwendig wäre. Doch man überschätzt oft sein Gedächtnis! Und ist es nicht jammerschade um jede Übung bzw. jedes Spiel, das der Gruppe gut gefallen hat und Opfer des Vergessens geworden ist? Eine wahre Fülle an Inhalten wächst durch die Niederschrift heran, die zum einen die Stunden mit der Zeit bunt werden läßt und zum anderen die Vorbereitungszeit letztendlich doch wieder verkürzt. Auf diese Art und Weise wird ein abwechslungsreiches, ansprechendes Programm, das meiner Ansicht nach einen ganz entscheidenden Anreiz zur Therapietreue der Patienten darstellt, mit immer weniger Aufwand möglich. Freilich vergrößert sich der Wert der Dokumente, wenn sie nach abgehaltener Stunde mit kurzen Notizen zur Praxiserfahrung versehen werden. Auf diese Weise kristallisieren sich mit der Zeit z. B. günstige Organisationsformen, Ansagen usw. heraus und »Fehler« werden kein zweites Mal gemacht. Sicher ist dies ein Stückchen mehr Aufwand – bringt aber wirklichen Gewinn!

Wenn die Stunde schriftlich »steht«, muß sie sich der Übungsleiter »einverleiben«. Es zählt für mich zur guten Vorbereitung einer Stunde, daß der Übungsleiter ein Programm für die gesamte Stunde parat hat. Dies besagt nicht, daß dieser Plan dann auch identisch umgesetzt werden muß. Es werden sich während der Stundendurchführung immer wieder genug Situationen und Rahmenbedingungen ergeben, die vom Übungsleiter Improvisationstalent oder Variationen seiner Ideen fordern. Es besteht eben manchmal doch ein nicht zu unterschätzender Unterschied zwischen einer theoretisch überlegten Stunde und ihrer praktischen Durchführung. Ich glaube aber, daß nur ein gut durchdachter und feststehender Ablauf der kommenden Stunde den Übungsleiter zu grundsätzlich sicherem Auftreten befähigt. Denn nur wer weiß, was er tut, kann sich auch sicher sein, daß er das Richtige tut, und nur dann ist das Vertrauen der Patienten in die therapeutische Betreuung gerechtfertigt.

Stundenablauf kennen

3.3 Umgang

Meine besten Erfahrungen habe ich mit einem herzlichen Umgangston gemacht.

Findet man zu einer grundsätzlich positiven Haltung gegenüber der Gruppe und geht entsprechend gerne dort hin, wird sich dieser ganz von selbst einstellen. Ich habe es mir zur Gewohnheit gemacht, die Teilnehmer mit der Hand und möglichst mit ihrem Namen zu begrüßen – selbstverständlich ist dabei der gegenseitige Blickkontakt. Dies zu erwähnen, mag überflüssig erscheinen. Mir ist es jedoch schon selbst passiert, daß gelegentlicher Trubel zu Stundenbeginn hier zu Oberflächlichkeit führte.

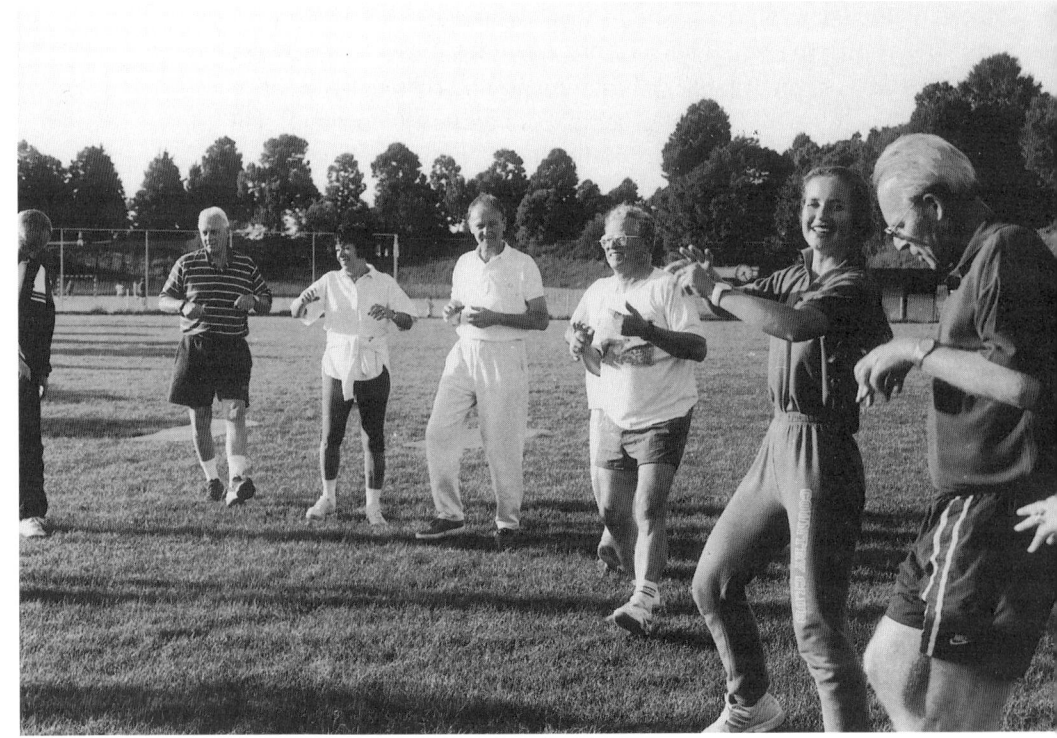

Abb. 5 *Ein herzliches Miteinander sorgt für den guten Geist in einer Gruppe*

Den Ton selbst sollten meiner Ansicht nach Freundlichkeit, Bestimmtheit – denn nicht immer wird man auf uneingeschränkte Kooperationsbereitschaft treffen – aber nie Unhöflichkeit charakterisieren. Sollte man sich tatsächlich einmal mit unfreundlichen Worten von Patientenseite her auseinandersetzen müssen, halte ich eine klare, bestimmte, aber dennoch höfliche Antwort für entschärfender und damit hilfreicher als eine ärgerliche »Retourkutsche« (wie im alltäglichen Leben auch). Ich plädiere u. a. auch deswegen für einen stets angemessenen Ton seitens des Therapeuten, weil er für das Klima in der Gruppe, auch wenn es sich nur um eine Meinungsverschiedenheit im ganz kleinen Kreis handelt, absolut richtungsweisend ist.

In den Herzgruppen ist in der Regel der Anteil der Senioren recht hoch. Ich habe es hin und wieder erlebt, daß Übungsleiter diesen älteren Leuten gegenüber in einen Ton verfallen, als würden sie sich an kleine Kinder oder Begriffsstutzige wenden. Niemals darf vergessen werden, daß dies erwachsene Menschen sind, so sollen und müssen sie auch behandelt werden. Dies gilt auch dann, wenn man als Übungsleiter u. U. etwas mehrmals erklären muß oder man mit Fragen konfrontiert wird, deren Antwort vermeintlich auf der Hand liegt. Vielleicht habe ich als Übungsleiter ja unnötig kompliziert angesagt oder auf eine Frage unklar geantwortet oder …. Kritisch sollten wir als Übungsleiter uns selbst gegenüber sein. Den Teilnehmern gegenüber hat sich in meiner Arbeit in diesen Dingen Toleranz und Nachsicht stets bewährt.

Senioren gerecht werden

3.4 Empathie

Immer wird der Übungsleiter auch Ansprechpartner bei Sorgen und Ängsten der Teilnehmer sein. Manchmal mögen diese Gefühle dem Übungsleiter vielleicht ein bißchen überzogen vorkommen. Aber vergessen wir nicht: Diese Menschen haben zum Teil während ihres Infarkt-Erlebnisses schon Todesangst durchgemacht. Wahrscheinlich können wir, die wir dieses Gefühl nicht kennen, diese Extremsituation kaum oder gar nicht nachempfinden. Wird es da nicht verständlich, daß ein solcher Patient vorsichtiger, besorgter oder auch ängstlicher wird? Das Schlagwort für den angemessenen Umgang mit diesen Emotionen heißt für mich »Empathie«, das einfühlende Verstehen. Damit ist nicht Mitleid gemeint – das hat noch keinem geholfen – oder

Sorgen und Ängste

die Bereitschaft des Übungsleiters, sich von Panik oder den Leiden der Patienten besetzen oder gar überrollen zu lassen. Ich verstehe darunter, daß ich mir das Anliegen des Patienten aufmerksam anhöre, freundlich und individuell, aber dennoch sachlich antworte. Ich möchte damit den Patienten in die Lage zu versetzen, selbst mit seiner Angst oder seiner Sorge angemessen umzugehen und sie letztendlich zu überwinden. Dies ist überhaupt der große Beitrag, den der Übungsleiter für eine erlebnisreiche Herzgruppe leisten kann: Lösungen bzw. Lösungswege nicht »aufpflanzen«, sondern anregen – und, wo nötig, begleitend da sein, wenn der Patient seine eigene Kompetenz im Umgang mit der Krankheit entdeckt und entwickelt. Daß dieser Prozeß mit einem freundlichen, motivierten und kompetenten Übungsleiter wirkliche Freude machen und so eher gelingen kann, liegt für mich auf der Hand.

Selbständigkeit

Die Patienten – ein bunt gemischter Kreis

Das Spektrum der Teilnehmer einer Herzgruppe ist breit gefächert. Sie unterscheiden sich aufgrund ihrer Krankheitsbilder und Medikationen, ihrer Krankheitsverläufe, ihrer seelischen und körperlichen Konstitution und genauen individuellen Belastbarkeit, darüber hinaus aber auch ganz grundsätzlich aufgrund ihres Geschlechts und Alters, ihres Charakters und ihrer Motivation, an einer Herzgruppe teilzunehmen. Es gilt also, die möglicherweise in einzelnen Komponenten sehr verschiedene Teilnehmerschaft eine zusammengehörige Gruppe werden zu lassen. So muß der Übungsleiter die vielfältigen Unterschiede kennen, um seinen Teil dazu beitragen zu können. In meiner eigenen Herzgruppen-Arbeit sind mir besonders die folgenden Merkmale aufgefallen, deren Variationsbreite zu berücksichtigen sich bewahrt hat.

Jeder ist anders

4.1 Krankheitsbilder

Bereits im Vorfeld des Herzinfarkts haben ganz individuelle Kombinationen von Risikofaktoren, die neben anderen vom Zigarettenrauchen über Bluthochdruck bis hin zu Adipositas reichen, ein dramatisches Bedingungsgefüge erzeugt, das schließlich zum Infarkt-Ereignis führte. Auch der Infarkt selbst kann unterschiedlich verlaufen. Entsprechend verschieden gestalten sich die herzeigenen Beeinträchtigungen und Schädigungen. Die medikamentöse Therapie richtet sich danach aus und ist demgemäß individuell von ärztlicher Seite zusammengestellt.

Unterschiedliche Risikofaktoren und Infarktverläufe

Übungsleiter kennt die Krankheits- geschichte Der Übungsleiter hat die Krankheitsgeschichte, die Behandlungsmaß- nahmen und Medikation des Patienten zu kennen.

Er ist informiert über die daraus resultierenden Belastungsmöglich- keiten und -grenzen. Gegebenenfalls vervollständigt ein Gespräch mit dem Arzt dieses Bild. Nur so kann der Übungsleiter jedem einzelnen Patienten das für ihn günstige Belastungsniveau empfehlen und dabei angemessene Hilfestellung leisten. Darüber hinaus fördert es das Ver-

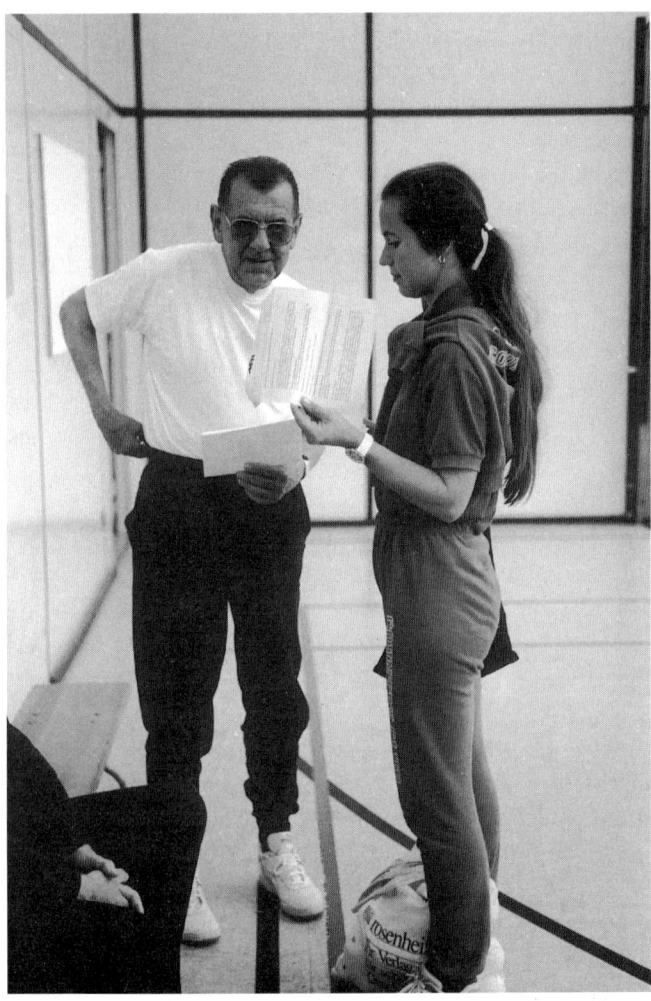

Abb. 6 Besprechung der individuellen Krankheitsgeschichte

trauen der Teilnehmer in den Übungsleiter, wenn diese wissen, daß ihm die grundsätzliche pathophysiologische Problematik des Herzinfarkts einerseits und ihre persönliche Krankheitsgeschichte andererseits umfassend bekannt sind.

Aber nicht nur der Übungsleiter, sondern auch der Patient selbst soll die Zusammenhänge zwischen seiner Beeinträchtigung, der Medikation und entsprechender Belastung kennen. Im Sinne eines Erlebens halte ich es auch hier für günstig, die relevanten Antworten den Patienten selbst geben zu lassen. Dies kann geschehen durch gerichtete Fragen nach eigenen Erfahrungen, nach Befindlichkeiten in diversen Situationen, die unterschiedliche Belastungen erforderten, nach dafür möglichen Erklärungen und nach Vorschlägen, auf was nun zu achten ist. Raum dafür ist in der Gesprächszeit, die einen eigenen Platz innerhalb der Gesamtdauer einer Herzgruppen-Stunde hat. **Kenntnis der Zusammenhänge**

4.2 Belastbarkeit

Die für eine Herzgruppe vorausgesetzte körperliche Belastbarkeit wird mit 0,25 Watt angegeben. Der Teilnehmerkreis dieses Leistungsniveaus wird im Rahmen einer sog. Übungsgruppe betreut. Inhaltlich überwiegen dort koordinative Spiele und Gymnastik, (langes) Laufen und schnelle Richtungswechsel gilt es zu vermeiden. **Übungsgruppe**

Die Teilnehmer einer sog. Trainingsgruppe bringen dagegen eine Belastbarkeit von 1 Watt pro Kilogramm Körpergewicht mit und wenden sich Ausdauerbelastungen zu. Die Belastbarkeit ist insgesamt also weniger ein Kriterium, das in einer Gruppe sehr variiert. Vielmehr wird diesbezüglich ein ungefähr homogenes Niveau angestrebt. **Trainingsgruppe**

Die Ermittlung des individuellen therapeutisch günstigen Trainingsbereichs (i. e. Abschnitt zwischen persönlicher aerober und anaerober Schwelle) obliegt dem Arzt. Über die Erstellung von Laktatleistungskurven bestimmt er die individuelle aerobe und anaerobe Schwelle, die jeweils mit einer bestimmten individuellen Herzfrequenz korrespondiert. Das Training in der Herzgruppe ist im Bereich zwischen diesen Grenzen aus physiologischer Sicht sinnvoll. Eine symptomorientierte Belastbarkeitsgrenze darf aber trotzdem nie überschritten werden. Diese kann bei weniger Trainierten u. U. unter der Herzfrequenz der aeroben Schwelle liegen.

Es ist für eine effektive Herzgruppenarbeit wichtig, daß sich Patient und Übungsleiter an diesen empfohlenen Pulswerten orientieren, daß sie beachtet und umgesetzt werden. Nicht weniger zu berücksichtigen ist aber, daß der Patient diese seine Herzfrequenzen auch bewußt erlebt, also seine zugehörige Befindlichkeit und seine damit einhergehenden Körperreaktionen beobachtet, um auf diesem Wege sich selbst und seine Belastbarkeit verläßlich einschätzen zu lernen. So ist der Übungsleiter angehalten, die Patienten immer wieder zu animieren, sich in ihrer Gesamtheit wahrzunehmen und ihre Konzentration nicht nur auf die Herzfrequenz zu reduzieren.

4.3 Motivation

Viele unterschiedliche Motivationslagen führen die Patienten in die Herzgruppe. Bei neu hinzukommenden Teilnehmern überwiegt in diesem Zusammenhang meist das Bedürfnis »wieder gesund zu werden«. Oder der Patient erscheint schlichtweg nur deshalb, weil die Teilnahme an einer Herzgruppe vom Arzt verordnet ist. Daß die zuerst genannte Motivation die weitaus günstigere und wünschenswertere ist, brauche ich nicht zu betonen. Umso größer und reizvoller ist freilich die Herausforderung für den Übungsleiter, gerade die Teilnehmer von der Herzgruppe zu begeistern, die ihr skeptisch bis ablehnend gegenüber stehen. Sei es nun die – permanent notwendige – Bestätigung jener Motivation, etwas für die Gesundheit zu tun, oder die Überzeugung eher zurückhaltender Teilnehmer von den Vorteilen der Herzgruppe – beides wird meiner Meinung nach am ehesten gelingen durch bewußt als positiv erlebte Inhalte. Das ganze Ausmaß des Bedingungsgefüges von Ursache und Wirkung bzgl. therapeutischer Maßnahmen wird der Patient vor allem dann erkennen und einsehen, wenn er sich die einzelnen Schritte zum (Teil-)Erfolg selbst erarbeitet hat. Denn meist ist man von **selbständig** gefassten Entschlüssen auch wirklich überzeugt. Wird man aber von Außenstehenden zu etwas gedrängt, bringt dies dagegen immer eine Form des inneren Widerstandes mit sich – ganz selten nur völlige Akzeptanz.

Wieder gesund werden

Freunde finden Besuchen die Patienten schon seit längerer Zeit die Herzgruppe, treten die z. T. freundschaftlichen Kontakte zu anderen Teilnehmern als wichtige Motivation mit in den Vordergrund. Die Patienten können sich

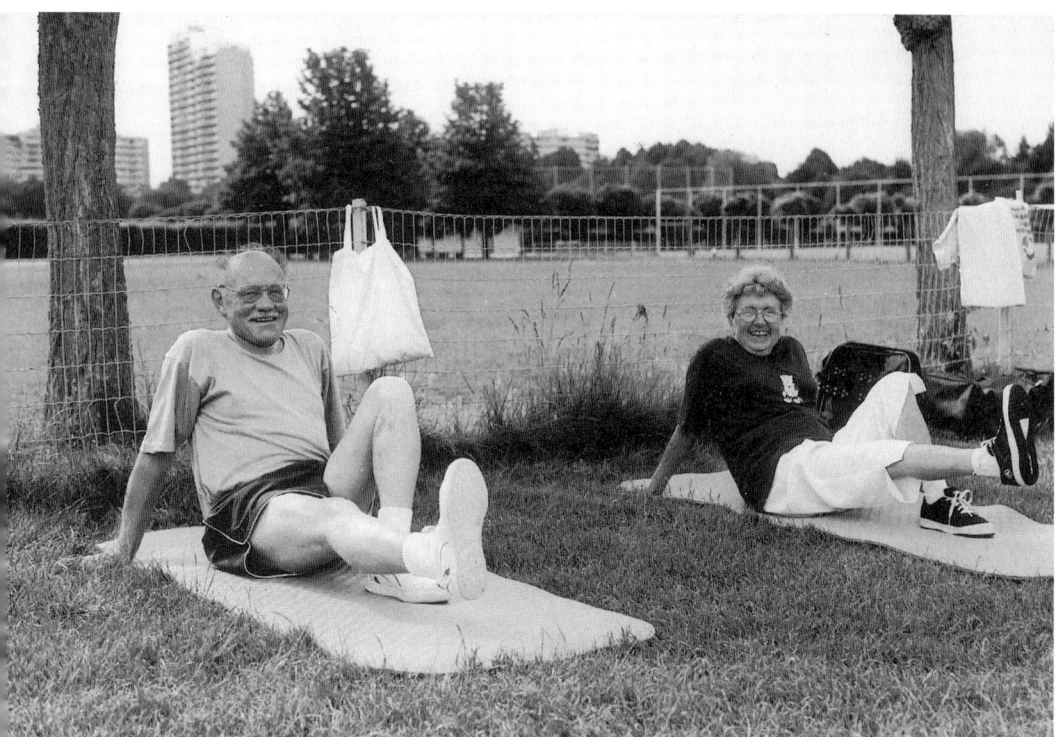

Abb. 7 Freundschaftlicher Kontakt schafft Heiterkeit

untereinander viel geben. So entstehen Freundschaften unter Gleich-
gesinnten, es findet ein gegenseitiger Austausch statt zu Themen, die
alle betreffen, und u. U. kann der gute Geist in einer Herzgruppe auch
Patienten auffangen, die gegenwärtig eine Krise durchleben. Diese
Erlebnisse, die sich durch gruppendynamische Prozesse ergeben, sind
ganz entscheidend motivierende Faktoren für die Therapietreue!

Demzufolge halte ich es für sehr wichtig, dem persönlichen Kontakt **Im Gespräch**
der Teilnehmer untereinander in der Herzgruppen-Stunde Platz zu **Kontakte knüpfen**
schaffen. Ein unterhaltendes Gespräch muß, freilich in einer Art und
Weise, die für Übungsleiter und Teilnehmer nicht störend ist, möglich
sein – als lebendiger Ausdruck des Gruppenerlebnisses. Erleben heißt

35

aber auch hier bewußt machen. Für den Übungsleiter kann dies bedeuten, daß er zur Kontaktaufnahme ermuntert, den Austausch anregt und diese wertvolle soziale Dimension des persönlichen Kontakts in der Gruppe zum Gesprächsthema »Bekannte Partner« macht. Gelegentlich bringen die Patienten ihre (Ehe-)Partner mit. Auch diese Variante des Miteinanders im Rahmen der Herzgruppe halte ich für begrüßenswert. Zum einen gewährt sie dem nicht betroffenen Partner Einblick in das therapeutische Geschehen und trägt damit zu dessen besserem Verständnis für die Themen und Probleme rund um den Herzinfarkt bei. Zum anderen ist es für den Betroffenen, gerade beim Neueinstieg in die Gruppe, sicher leichter, ein bekanntes Gesicht mitzubringen und sich von diesem »sicheren Terrain aus« in die eigentliche Gruppenkonstellation vorzutasten.

4.4 Selbstvertrauen

Die Bandbreite des Vertrauensniveaus in die eigene (körperliche) Leistungsfähigkeit reicht in einer Herzgruppe oftmals von völliger Selbstüberschätzung weiter über das bewußte/unbewußte Leugnen einer eingeschränkten Belastbarkeit bis hin zum hochgradigen Zweifel an einer verbliebenen Leistungsfähigkeit nach dem Infarkt. Die eine wie die andere Geisteshaltung birgt ihre Probleme. Ziel wird es deswegen sein, dem Patienten zu helfen, zu einer realistischen Einschätzung seiner aktuellen Möglichkeiten und Grenzen zu finden.

Realistische Einschätzung

Ich habe in diesem Zusammenhang deutlich erfahren, wie wenig effektiv eine ausschließlich verbale Bitte um Mäßigung bzw. Ermunterung zu mehr Zutrauen ist. Ohne begleitende, bewußt gewählte Aktionen und die anschließend bewußt erlebten Reaktionen wird an dieser Stelle kaum Überzeugungsarbeit geleistet werden und die Skepsis gegenüber der charakteristischen Belastungsform in einer Herzgruppe überwunden werden können. Dies gilt für beide Extreme: für den Ehrgeizigen, oft (Leistungs-)Sportbegeisterten, der den moderaten Gesundheitssport nicht als »richtigen« Sport sieht und dort keine »echte« Leistung erbringen zu können meint, ebenso wie für den Ängstlichen, oft Nicht-Sportler, der sich den Anforderungen des Sports noch nie gewachsen sah und auch den Gesundheitssport zu diesem Problemfeld zählt.

36

Um den Patienten einen brauchbaren Zugang zum Empfinden und zur Akzeptanz ihrer Belastbarkeit zu eröffnen, halte ich besonders zwei Dinge für wichtig:

Einerseits gilt es, den Patienten sensibel zu machen für die Reaktionen verschiedener häufig (auch im Alltag) vorkommender Bewegungsformen, z. B. gehen, laufen oder bücken. Er soll durch das Spiel mit unterschiedlichen Belastungen (aber immer innerhalb eines für ihn ungefährlichen Beanspruchungsniveaus!) seine eigene Variante herausfinden und sich dafür selbst entscheiden. Einen sehr ehrgeizigen bzw. höchst ängstlichen Teilnehmer von diesem spielerischen Finden zu faszinieren, wird nicht immer leicht sein und seine Zeit in Anspruch nehmen. Doch auch hier führt Diktat (»Sie dürfen nicht ...«) eher zu Trotz als zu Problemlösung – mit Ermunterung (»Haben Sie eigentlich schon mal probiert, ...«) und mit Geduld habe ich dagegen schon Berge (Dickköpfe ...) bewegt.

Sensibilität wecken

Zum zweiten ist es angebracht, den Teilnehmern Anstoß zu geben, ihren grundsätzlichen Sport- und Leistungsbegriff zu überdenken und ggf. zu relativieren. Sport wird heute viel breiter verstanden als es gerade die älteren Teilnehmer noch aus ihrer Jugend- und damit oft besonders aktiven Sportzeit gewohnt sind. Eine Ausprägungsvariante des heutigen Sports, der heutigen Bewegungskultur, ist der Gesundheitssport bzw. Formen der Sporttherapie, wie es die Herzgruppe (auch oft »Koronarsport« genannt) ist. Es muß klar sein, daß Herzgruppenarbeit nicht ein minderwertiger Ableger des großen, »echten« Sports ist, sondern vielmehr eine gleichberechtigte Verwandte, mit ihren ganz bewußt gesetzten, typischen Eigenschaften. Auch dort werden (Bewegungs-)Leistungen vollbracht. Zwar nicht in Form von Siegen, Konkurrenzkämpfen und meßbaren Vergleichen. Erbrachte Leistungen verstehen sich dort als die gelungene Auseinandersetzung mit sich selbst und seiner Krankheit und zeigen sich in diesen vielfältigen kleinen und großen kreativen Ideen zur Lösung einer gestellten (Bewegungs-)Aufgabe. Sicher findet sich Zeit, diese Alternativ-Definitionen von Sport und Leistung innerhalb der Gruppe anzusprechen und gleichzeitig auf diesem Wege mehr über die bestehenden persönlichen Einstellungen der Teilnehmer hierzu zu erfahren.

Verändertes Sport- und Leistungsverständnis

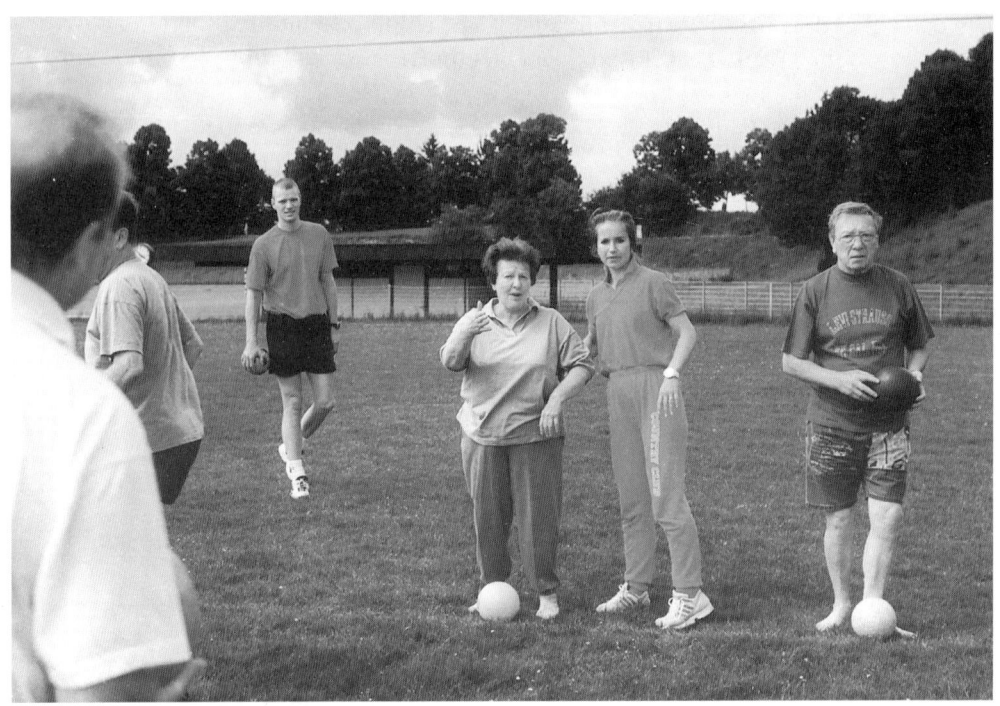
Abb. 8 *Jung und Alt – gemeinsam aktiv*

4.5 Altersunterschiede

Jung und alt Oft überwiegt der Anteil älterer Patienten in einer Herzgruppe. Doch kann es durchaus sein, daß die Altersspanne innerhalb der Gruppe breit ist.

Ich selbst habe bzgl. dieses Merkmals schon mit sehr inhomogenen Gruppen problemlos gearbeitet. Weil das Belastungsniveau der Teilnehmer über die gegebenen Altersstufen hinweg dort annähernd gleich war, konnte jeder Teilnehmer mit jedem zusammenarbeiten. Im Hinblick auf freundschaftliche Kontakte über die Gruppenstunde hinaus, finden sich dagegen doch möglicherweise eher ungefähr Gleichaltrige als sehr verschieden alte Teilnehmer.

Theoretisch denkbar ist für mich aber durchaus das mögliche Dilemma eines jüngeren Patienten, der sich in der Gruppe mit einem sehr viel älteren, aber dennoch ebenso belastbaren Teilnehmer konfrontiert sieht. Um solche seelischen Konflikte, die in dieser Form vom Teilnehmer eher nicht thematisiert werden, zu erkennen, bedarf es großen Einfühlungsvermögens seitens des Übungsleiters. Wichtig ist in jedem Fall, sich diese Gegebenheit als potentielle Schwierigkeit zu merken und bei entsprechenden Anzeigen oder Andeutungen durch den Patienten verstehend und beratend zu reagieren. **Älter und trotzdem belastbar**

4.6 Frauen und Männer

Wenn sich die Gruppenkonstellation primär durch eine möglichst homogene Belastbarkeit der Teilnehmer ergibt, stellen auch Geschlechtsunterschiede prinzipiell kein Hindernis für einen harmonischen Stunden-Ablauf dar.

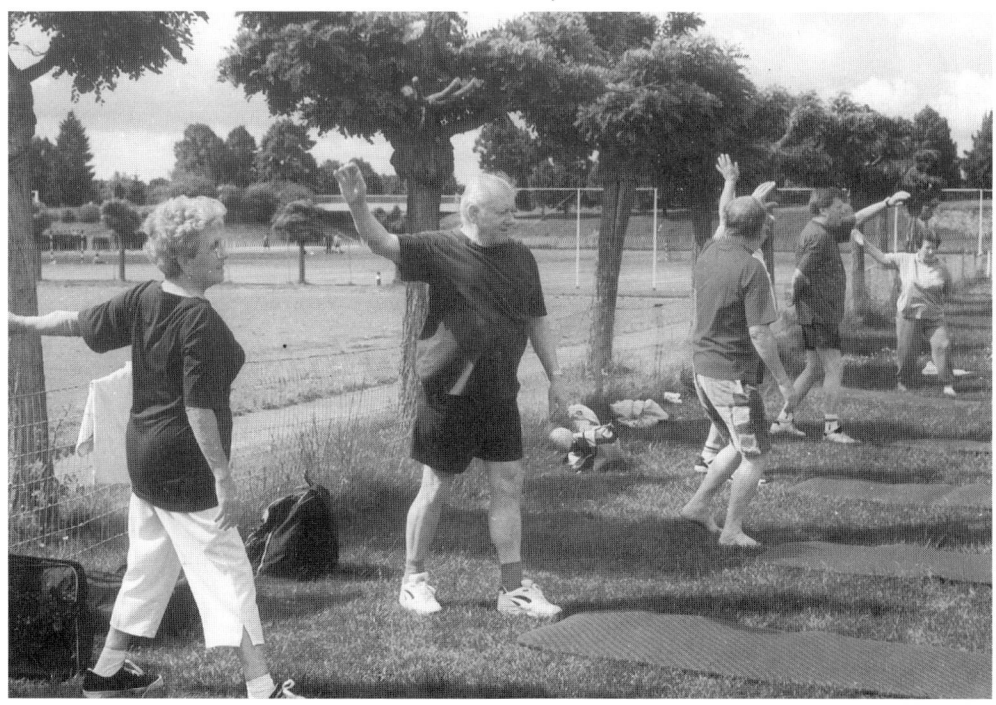

Abb. 9 Frauen und Männer bei gemeinsamer Gymnastik

Aufgefallen ist mir jedoch hin und wieder, daß sich gerade Männer scheuen, sich auf bestimmte Geräte einzulassen, die traditionell eher von Frauen verwendet werden, z. B. der Reifen, oder die ihnen aus anderen Gründen »unmännlich« erscheinen, wie Luftballons. Sollte jener Widerstand gegen ein bestimmtes Gerät besonders groß sein, wird man sich überlegen müssen, ob seine Verwendung unbedingt notwendig ist. In der Regel wird es aber so sein, daß ein einfühlsames Heranführen an ungewohnte oder mit Skepsis betrachtete Geräte Offenheit im Umgang mit ihnen hervorruft. Unter einfühlsamem Heranführen verstehe ich, daß zunächst eine individuelle Auseinandersetzung mit dem Gerät stattfinden kann, ein uneingeschränktes (soweit ein grundsätzlich ungefährlicher Rahmen gewahrt wird) Probieren. Für die anschließende eigentliche Arbeit mit dem Gerät halte ich es gerade am Anfang für wichtig, daß Aufgaben gestellt werden, die den Teil-

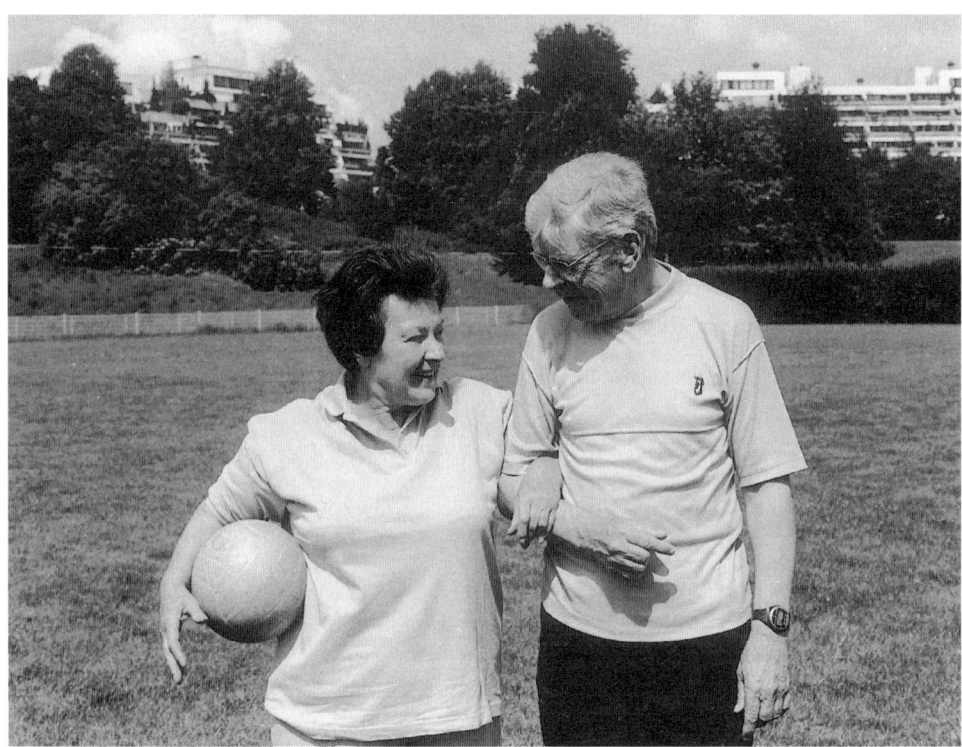

Abb. 10 »*Wir verstehen uns!*«

nehmer in keine äußerst schwierige Lage bringen bzw. keine Situationen provozieren, in der der Teilnehmer sich auch nur annähernd lächerlich vorkommen könnte. Denn die prompte Reaktion wird dann immer sein: »Ich hab's ja gleich gewußt« – und alles ist verspielt.

Auf der Seite der Frauen habe ich gelegentlich beobachtet, daß sich **Zurückhaltung bei** Vereinzelte gegenüber gemischten Gruppenspielen, d. h. mit männ- **Gruppenspielen** lichen und weiblichen Mitspielern, sehr zögerlich verhalten bzw. eine Teilnahme daran völlig verweigern. Als Grund dafür wird dann die Angst davor genannt, daß das Spiel »zu wild wird«, und die Rücksicht auf zurückhaltendere, vorsichtigere Mitspieler auf der Strecke bleibt. Dies vor allem dann, wenn es sich um ein Ballspiel handelt. Der Übungsleiter ist angesichts dieser Problemstellung angehalten, jene Eigendynamik, die ein Spiel so außer Kontrolle geraten läßt, daß sich gefährliche Situationen ergeben, nicht aufkommen zu lassen. Ich habe jene Rücksichtslosigkeit als tatsächliches Phänomen in einer Herzgruppe so gut wie nie erlebt. Dann jedoch, wenn sie geschehen sollte, sollte die Situation zwar freundlich, aber deutlich und entschieden entschärft und faires Verhalten angemahnt werden.

Geht es um Stundeninhalte mit Partnerarbeit, v. a. entspannende Mas- **Wann gleich und** sage o. ä., ziehen manche einen gleichgeschlechtlichen Teilnehmer als **gleich?** Partner vor. Die entsprechende Umsicht und Unterstützung seitens des Übungsleiters für eine zufriedenstellende Partnerfindung, darf, so finde ich, vorausgesetzt werden.

5 Ziele der Herzgruppenarbeit

Das Hauptziel der Herzgruppenarbeit besteht in der Entwicklung krankheitsadäquater und gleichzeitig gesundheitsbewußter Verhaltensweisen in Alltag, Beruf und Freizeit. Dieses Verhalten kann tausend verschiedene Gesichter haben, muß also, basierend auf allgemeingültigen Prinzipien, ganz individuell entworfen werden. Auf dieses allgemein gehaltene Hauptziel richten sich in den Herzgruppen-Stunden vor Ort konkrete Zielvorstellungen aus, die ihm sozusagen »sein Innenleben« geben:

Physiologische Ziele

physiologisch:
- Ökonomisierung des Arbeitsaufwandes des Herzmuskels
- positive Beeinflussung des Stoffwechsels, des Blutflusses und des Blutdrucks
- Reduktion des Körpergewichts
- Reduktion von Belastungsspitzen im Alltag.

Psychologische Ziele

psychologisch:
- emotionale Unterstützung
- Annahme der Krankheit durch den Betroffenen
- Bereitschaft zur Verhaltensänderung, falls erforderlich
- Stärkung der Persönlichkeit bzw. des Selbstwertgefühls
- Steigerung der Lebensfreude durch Erhöhung der Lebensqualität
- Bereitschaft zur Therapietreue und dauerhaften Verhaltensdisziplin.

Soziale Ziele

sozial:
- Aufbau neuer Bekanntschaften und Freundschaften
- kritische Betrachtung des gewohnten sozialen Umfelds
- Klärung der Fragen zum Wiedereinstieg in das Arbeitsleben.

kognitiv: **Kognitive Ziele**

- Wissen über die Krankheit und Therapiemaßnahmen
- Kenntnisse über die Grundsätze einer gesundheitsbewußten Lebens-
  führung.

Klar ist, daß die Ziele zwar in verschiedene Bereiche unterteilt sind, **Ziele bedingen sich**
dennoch aber eines das andere mitbedingt. So führt z. B. eine neue **gegenseitig**
Freundschaft innerhalb des Herzgruppenkreises (soziales Ziel) gleichzeitig auch zu einer emotionalen Unterstützung (psychologisches Ziel).
Die Grenzen zwischen den einzelnen Bereichen können nicht scharf
gezogen werden, verschwimmen eher miteinander und stehen gleichzeitig in permanenten Wechselwirkungen. Der Mensch ist nun einmal
für sich eine Einheit, dessen wunderbare Komposition nicht in einzelne
separate, für sich autonome Teile zerlegt werden kann.

Angemessene Zielsetzungen einer Herzgruppe, auf der Grundlage dieses Menschenbildes, müssen von daher den Menschen als Ganzes **Der Mensch**
berücksichtigen und dürfen sich nicht auf »Ausbildung/Erhalt körper- **als Ganzes**
licher Grundeigenschaften bzw. körperliche Verbesserungen unter
medizinischen Aspekten« (Kolb [15.] 1995, 41) beschränken. Damit
wären echte Möglichkeiten zur Verbesserung der umfassenden (d. h.
nicht nur auf den Bewegungssektor beschränkten) Lebensqualität im
Rahmen der Gruppenarbeit verschenkt. Denn Voraussetzung dafür ist
die Befähigung zur »produktiven Auseinandersetzung mit den Anforderungen der besonderen Lebenssituation« (ebd.), für die die Herzgruppe ein breites Einübungsfeld darstellt. Und: Sie kann gar den Weg
dorthin zu einem **Erlebnis** machen!

6 Stundeninhalte

6.1 Belastung – Überbelastung

Keine Über-belastung

Bei aller Freiheit, die erlebnisbetonte Stundeninhalte dem Patienten zugestehen, darf dennoch eines nicht aus dem Blickfeld geraten: Eine Überbelastung mit ihren möglichen dramatischen Folgen muß in jedem Fall vermieden werden. Dies verlangt vom Übungsleiter einerseits, daß er die Belastbarkeiten seiner Gruppen-Teilnehmer genau kennt und andererseits auch hilft, diesen angemessen Rechnung zu tragen. Im Sinne des angestrebten selbständigen Problemlösens der Patienten kann dies in Form von Denkanstößen geschehen, die dem Teilnehmer helfen, sich an sein persönliches Belastbarkeitsniveau zu erinnern und seine Anstrengung danach auszurichten. Bei kritischen Stundeninhalten, die leicht zu einer Überbelastung führen können (z. B. durch das Aufkommen eines übertriebenen Wettkampfgeistes bei einem Spiel), heißt es für den Übungsleiter, besonders wachsam zu sein, um ggf. mäßigend einzuwirken.

Neue Teilnehmer sind gefährdet

Besonders gefährdet sich überzubelasten, sind zum einen erfahrungsgemäß Neulinge in der Gruppe, die verständlicherweise mit den Belastungsindikatoren ihres Körpers zum Teil noch nicht sensibel umgehen können oder von ihrer mentalen Einstellung her sich noch einem anderen – traditionellen – Sportverständnis verpflichtet fühlen. Darüber hinaus erreichen aber auch jene Teilnehmer häufiger kritische

44

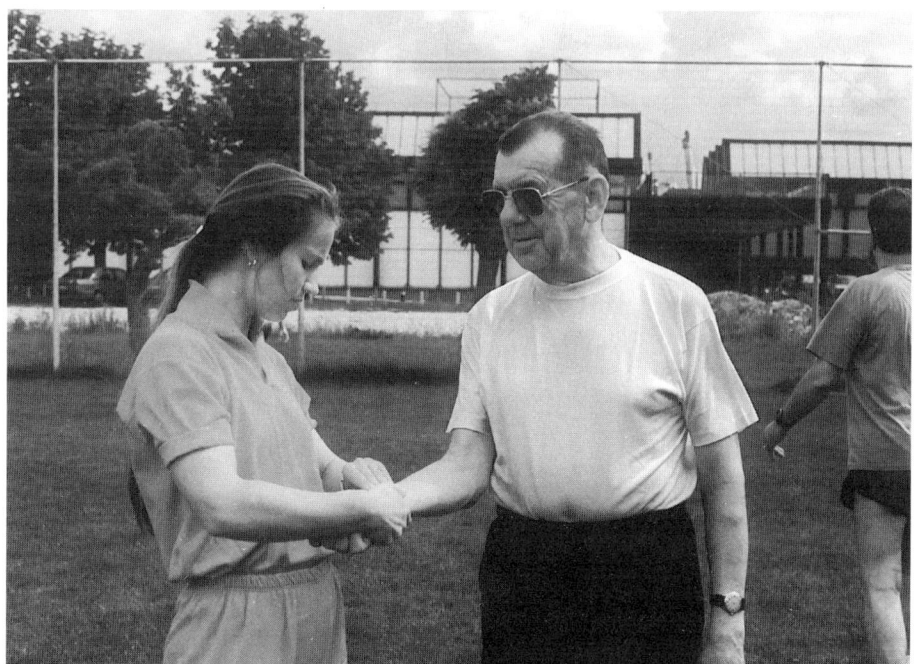

Abb. 11 *Gemeinsam ein günstiges Belastungsniveau finden*

Anstrengungsgrade, die nur unregelmäßig an den Gruppenstunden teilnehmen – die Ursachen dafür sind sicher die gleichen Faktoren, die auch bei neuen Teilnehmern zu Überbelastungen führen.

Auf nur gelegentlich Teilnehmende achten

Zwei grundsätzliche Prinzipien, die anregen, das persönliche aktuelle Anstrengungsniveau immer wieder zu überprüfen und das damit hilft, Sensibilität für Körperreaktionen zu entwickeln, sind mir in meiner Herzgruppen-Arbeit im Hinblick auf angemessene Belastung sehr wichtig:

● Jeder kann immer dann Pause machen, stehend oder sitzend, wenn er es für notwendig hält und bestimmt den Wiedereinstieg selbst,
● das Übungstempo obliegt jedem selbst.

45

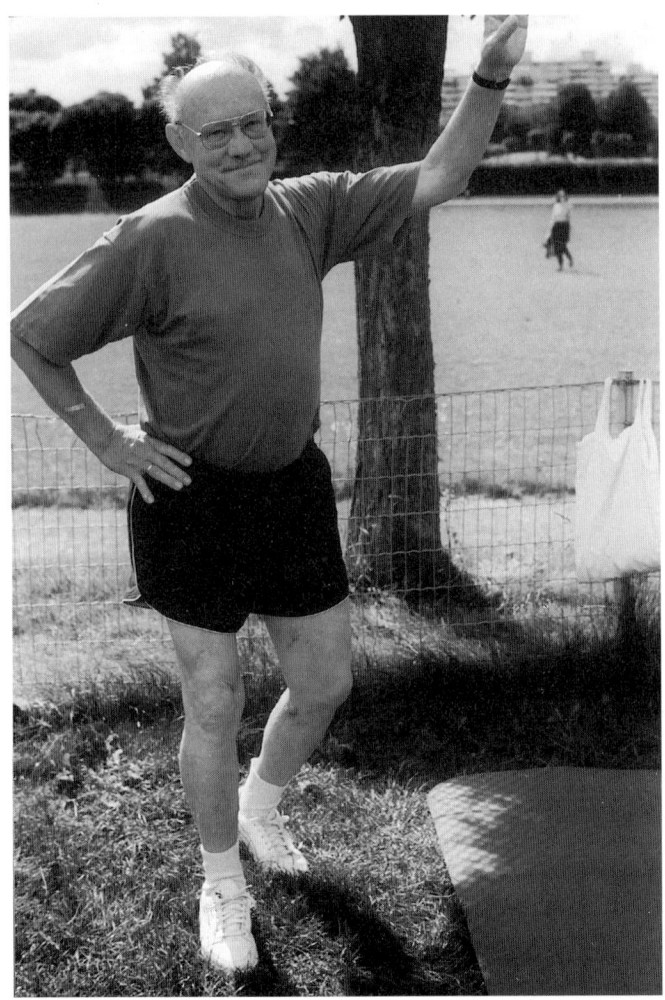

Abb. 12 *Pause machen ist immer erlaubt*

Ich weise auf diese beiden Grundsätze immer wieder hin, auf daß sie den Teilnehmern in Fleisch und Blut übergehen und sie sie auch in ihren Alltag hinaus tragen.

6.2 Koordination

Unter Koordination ist das Zusammenwirken des Zentralen Nerven-
systems (im Folgenden ZNS genannt) und der Skelettmuskulatur zu
verstehen. Unterschieden werden hierbei die **intramuskuläre Koordination** (Zusammenspiel zwischen Muskulatur und nervalen Struktu-
ren) und die **intermuskuläre Koordination** (Zusammenspiel zwischen
Muskeln und Muskelgruppen).

Definition von
Koordination

Stundeninhalte, die die Anhebung des koordinativen Niveaus zum Ziel
haben, besitzen in der Herzgruppe zentrale Bedeutung. Und auch
schon in der Phase der Frühmobilisation nach dem Herzinfarkt hat die
Koordinationsschulung ihren wichtigen Platz. Die Gründe dafür liegen

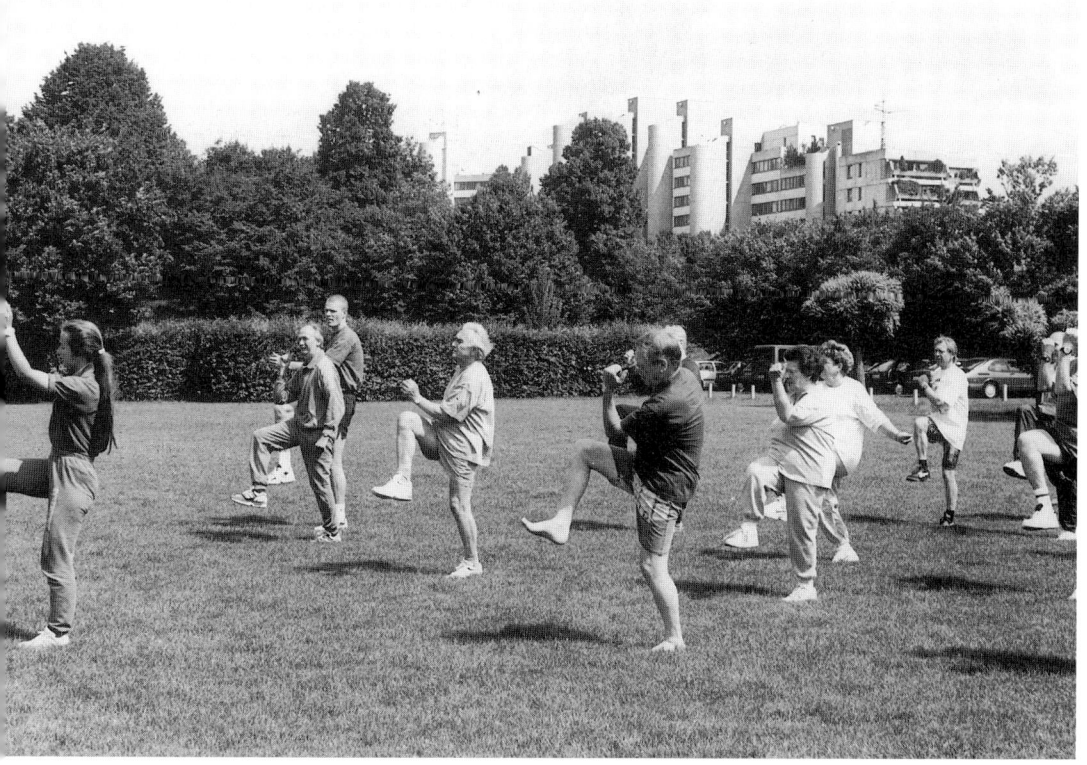

b. 13 Koordinationsübung in der Gymnastik

einmal im Anstieg der Bewegungsqualität (verbesserte Zielmotorik, gezielterer Krafteinsatz), die eine Erhöhung der Koordinationsfähigkeit mit sich bringt. Weiterhin geht eine Bewegungsökonomisierung damit einher, die sich in der Verringerung des Sauerstoffbedarfs für einen konkreten Bewegungsablauf, in einem Anstieg der Sauerstoff-Reserve und in einem Kraftgewinn ohne Muskelzuwachs ausdrückt. Eine Steigerung der allgemeinen körperlichen Leistungsfähigkeit und eine damit verbundene Verletzungsprophylaxe sind von daher zusammenfassend als die positiven Auswirkungen der Koordinationsschulung auf den Körper zu nennen. Übungen zur Verbesserung der Koordination sind gewöhnlich Gegenstand der Gymnastik.

Aber auch tänzerische Formen tragen dazu ihren Teil bei.

Koordinative Fortschritte brauchen Zeit Zu bedenken ist an dieser Stelle der relativ hohe Zeitaufwand, den koordinative Verbesserungen für sich in Anspruch nehmen, um ihnen durch die Einplanung eines angemessenen Zeitmaßes Rechnung tragen zu können. Ebenso fällt im Zusammenhang mit der Koordinationsfähigkeit das Alter der Teilnehmer ins Gewicht: Im Verlauf des Alterungsprozesses kommt es zu einer Reaktionszeitverlängerung, zu einer grundsätzlichen Abnahme der Koordinationsfähigkeit. Ein Übungsleiter, der diese Probleme kennt, wird keine Wunder erwarten und verlangen, aber Hilfesteller sein bei realistischen Zielsetzungen der Patienten.

6.3 Flexibilität

Defintion von Flexibilität Flexibilität bezeichnet die Fähigkeit, Bewegungen mit großer Schwingungsweite entweder selbst oder durch die Unterstützung äußerer Kräfte in einem oder mehreren Gelenken ausführen zu können.

Im Rahmen der Herzgruppe kommt der Steigerung der Flexibilität große Bedeutung zu. Denn wie auch eine gute Koordinationsfähigkeit, so trägt auch eine gut entwickelte Flexibilität zur Bewegungsökonomisierung bei. Die Arbeit zur Flexibilitätsverbesserung hat gerade im Rahmen der Herzgruppe auch die Beseitigung von Kontrakturen bzw. Kontraktionsrückständen zum Ziel. Sie will also Verkrampfungen und Verspannungen positiv beeinflussen, fließende Bewegungen (wieder) ermöglichen, die ihrerseits wiederum zu einer tieferen, gelösteren Atmung führen. Erhofft wird dadurch ein Beitrag zur allgemeinen physischen und psychischen Entspannung. Umgesetzt wird all dies gerne in entsprechende Gymnastik-Übungen.

Daß die Verringerung der Elastizität des Muskel-Band-Apparates im Laufe des Alterungsprozesses bei Stundeninhalten zur Verbesserung der Flexibilität berücksichtigt werden muß, liegt auf der Hand. Sie setzt Grenzen, die individuell erspürt werden müssen.

Flexibilität und Alter

6.4 Ausdauer

Unter Ausdauer wird die Ermüdungswiderstandsfähigkeit gegenüber muskulären Beanspruchungen verstanden.

Definition von Ausdauer

Die Ausdauer auszubauen bzw. ein bereits vorhandenes günstiges Niveau zu erhalten, dies ist innerhalb der Herzgruppenarbeit ein Kernstück. Denn diese Form der Beanspruchung berührt das Herz-Kreislauf-System durch seine ökonomisierende Wirkung unmittelbar. So können durch adäquate Ausdauerbelastung überaus positive physiologische Anpassungserscheinungen hervorgerufen werden, wie z. B. die Erhöhung der Vitalkapazität (maximal mit einem Atemzug zu bewältigende Luftmenge) und die damit einhergehende grundsätzlich verbesserte Sauerstoffversorgung der lebenswichtigen Zellen (BLOSS [5.] 1986, 57 f).

Ausdauer als Kernstück

Ausdauerbelastungsformen gibt es viele. Ich möchte mich hier auf das Laufen beschränken, weil es innerhalb der Herzgruppe ohne großen organisatorischen Aufwand gut eingesetzt werden kann, sicher von daher eine sehr gängige Ausdauerbelastungsform in Herzgruppen ist und gleichzeitig – bei der Berücksichtigung entsprechender Faktoren – eine hohe Trainingswirksamkeit mit ihm erzielt werden kann ROST [21.] (1995a, 17). Der Dreieckslauf, der im »Kölner Modell« entwickelt wurde (LAGERSTRÖM [18.] 1989, 82 ff), ist in diesem Zusammenhang ein bereits lang bekanntes Schlagwort. Es werden hier sieben verschieden große Dreiecke angeboten. Jeder Teilnehmer umläuft das jeweils zu ihm und seiner Belastbarkeit passende Dreieck innerhalb der für alle einheitlichen Zeit von einer Minute.

Dreieckslauf

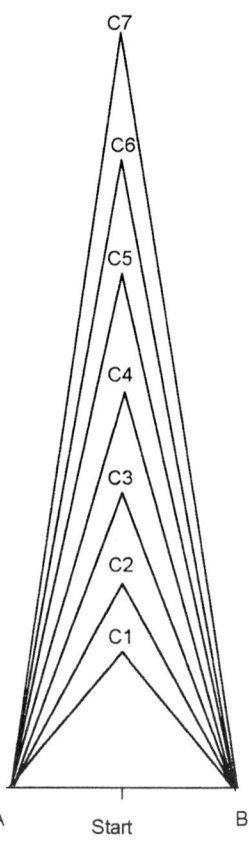

C7
C6
C5
C4
C3
C2
C1

A   Start   B

Abb. 14 Dreieckslauf zur individuellen Belastung im Gruppenverband; ABC1 = 80 m = »rote Runde«, ABC2 = 90 m = »gelbe Runde« usw.. Die Punkte A und B werden mit schwarzen Fahnen, C1 mit roter Fahne, C2 mit gelber Fahne usw. gekennzeichnet. Die Laufzeit für alle Runden beträgt einheitlich 1 min. (aus BLOSS [5.] 1986, 144)

Die Scheitelpunkte der jeweiligen Dreiecke sind farbig markiert, so daß sich entsprechende Farb-Gruppen formieren können. Eine gut sichtbar positionierte Stoppuhr mit Sekundenzeiger ermöglicht den Teilnehmern die selbständige Kontrolle ihrer Laufgeschwindigkeit. Die Entwicklung des Gefühls für die Laufgeschwindigkeit unterstützt anfangs ein akustisches Signal, das alle 30 sec ertönt. Unbestrittener Vorteil des Dreieckslaufs sind zweifelsfrei die individuellen Belastungsmöglichkeiten, die er bietet, und die gerade in den Herzgruppen so bedeutend sind. Ich persönlich empfinde aber die dafür notwendigen Auf- und Abbauarbeiten als recht zeitaufwendig. Und dies wird dann umso entscheidender, wenn nicht genügend Raum vorhanden ist, um die Dreiecke bereits vor der Stunde aufbauen zu können, und um sie erst nach Beendigung der Stunde wieder beseitigen zu müssen. Von daher ist der Dreieckslauf nur äußerst selten Bestandteil meiner Herzgruppen-Stunden. In der Regel wählen die Teilnehmer bei mir ein einfaches Laufen oder Gehen in der Runde, je nach persönlicher Belastbarkeit. **Selbstbestimmtes Laufen oder Gehen**

Neulinge beginnen mit einer ca. zweiminütigen Lauf- bzw. Gehbelastung und steigern im Laufe der Monate und Jahre die Dauer auf bis zu 20 min. Langzeitig anzustreben ist pro Woche mindestens ein zweimaliges Training von jeweils wenigstens 10 min, damit die Ausdauerbelastung im gewünschten Sinne trainingswirksam wird. Die Geschwindigkeit des Gehens bzw. Laufens ist – wie bereits erwähnt – jeweils individuell in ärztlicher Betreuung zu gestalten (GÄLWEILER/MILKEREIT [10.] 1986, 129). Die Teilnehmer kontrollieren ihren Belastungsgrad anhand der Indikatoren Herzfrequenz (evtl. mittels einer Pulsuhr), Atmungsfrequenz und subjektives Belastungsempfinden. Welche Form

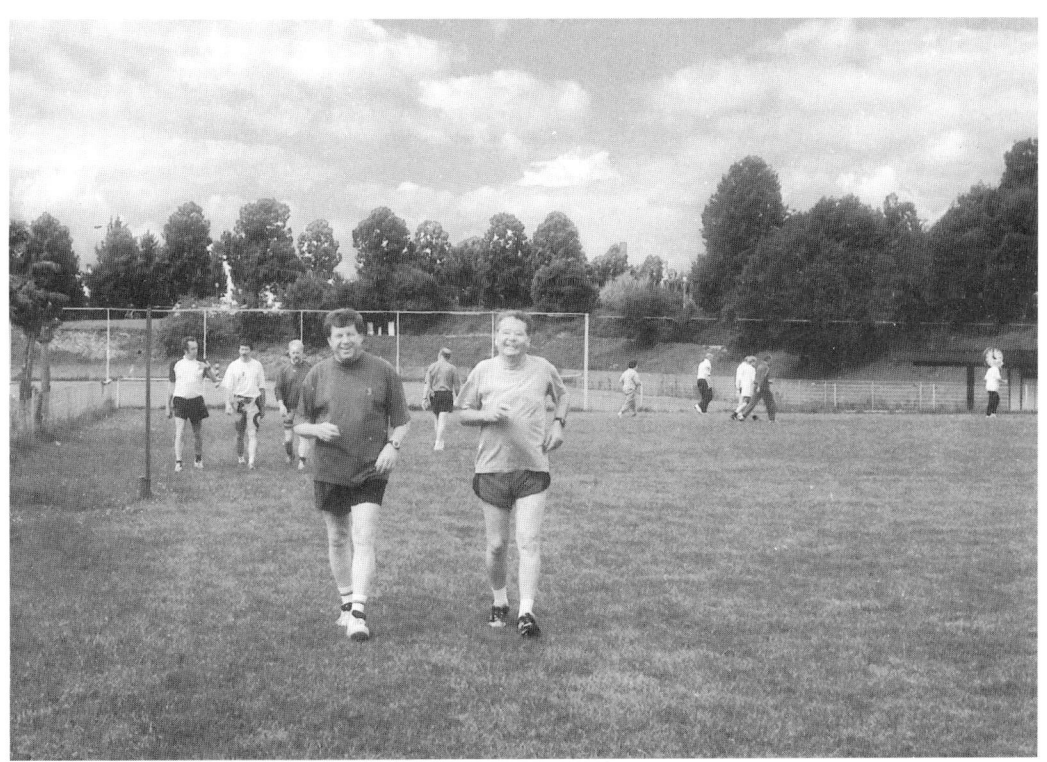

Abb. 15 Gehen oder Laufen in der Runde

51

der Ausdauerbelastung die Gruppe und der Übungsleiter bevorzugt, muß jeweils im Einzelfall entschieden werden. In der später folgenden Darstellung der konkreten Stundenbilder werde ich deshalb diesen Stundenteil nur mehr mit »Ausdauerbelastung« ohne weitere Anmerkungen bezeichnen. Die Erläuterungen zur Ausdauer dieses Kapitels mögen dabei als Entscheidungshilfe dienen.

»Walking« Als soz. modifizierte Form des Laufens sei darüberhinaus das dynamische Gehen erwähnt (auch unter dem Begriff »Walking« bekannt).

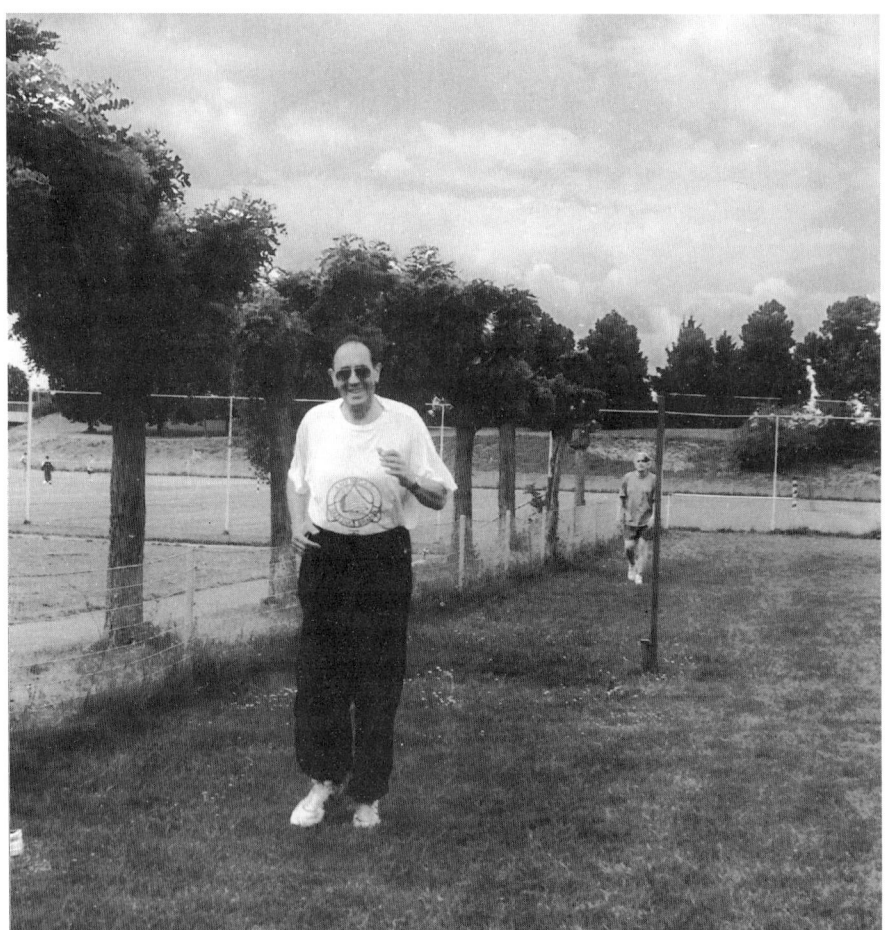

Abb. 16 »Walken« – *eine interessante Form der Ausdauerbelastung*

Ein ganz entscheidender Vorteil ist hier die reduzierte Gelenkbelastung aufgrund verminderter Stauchungskräfte. Durch Variationen im Arm-einsatz und der Hinzunahme von Gewichten an den Extremitäten ist mit dem dynamischen Gehen eine große Bandbreite an Intensitäten machbar. Hemmend wirkt u. U. jedoch das Bewegungsbild eines dynamisch Gehenden. Auf manch einen wirkt es »komisch«, und er findet aufgrund dessen keinen Zugang zu dieser Bewegungsform. Dazu sei gesagt, daß es dem Patienten zunächst eine Hilfe sein kann, daß alle anderen sich ebenso bewegen, er also in einer Gruppe Gleich-gesinnter untertauchen kann, bis er sich genügend Selbstbewußtsein angeeignet hat, um über dem – unwichtigen – Urteil ungefragter Kommentatoren zu stehen.

Insgesamt wirken die hier angeführten Erläuterungen sehr trocken, **Erlebnis in der Aus-** ganz und gar nicht erlebnisreich. Die Ursache dafür mag sein, daß ge- **dauerbelastung** rade bei der Ausdauer für eine physiologisch günstige Belastung ein-deutige Zahlen als Orientierungswerte für jeden einzelnen Teilnehmer vorliegen, die scheinbar keinen spielerischen Umgang zulassen. Ich betrachte diese Orientierung an vorgegebenen Pulswerten als ein zunächst notwendiges Grundgerüst, das wertvolle Hilfestellung gibt, bis der Patient gelernt hat, seine ihm eigenen Belastungsindikatoren adäquat wahrzunehmen und sein Handeln danach auszurichten. Letzt-endliches Ziel ist hier also nicht, lediglich einen vorgegebenen Pulswert unter Zuhilfenahme eines Meßgeräts zu erreichen und ihn zu halten. Dies ist nur eine Zwischenetappe. Anvisiert werden sollte vielmehr eine ausgeprägte Wahrnehmungsfähigkeit während der Belastung sich selbst gegenüber, um über diese Sensibilität von sich aus zu angemes-sener Belastung zu finden. Unterstützt wird dieser Prozeß dadurch, daß der Patient, wie auch bei anderen offenen Aufgabenstellungen mit seinen Lösungsvarianten (z. B. Lauf-/Gehstile) spielt, sie kritisch über-denkt, u. U. mit dem Übungsleiter bespricht und so auf erlebnisrei-chem Weg zu **seiner** Ausdauerbelastung gelangt.

6.5 Kraft

Zwei Formen der Kraft sind definitionsgemäß zu unterscheiden: die **Definition von** statische Kraft, die die willkürliche (isometrische) Beanspruchung **Kraft** gegen einen fixierten Widerstand bezeichnet, und die dynamische

Kraft, die innerhalb eines gezielten Bewegungsablaufs willkürlich aufgewandt wird.

Kraft für den Alltag Eine Kraftschulung innerhalb der Herzgruppe sollte stattfinden unter dem Aspekt der Kraftausdauer im Sinne der für das Alltagsleben notwendigen Kraft. Hierzu sind dynamische Übungen im Rahmen der Gymnastik günstig, Intensität und Übungstempo orientieren sich grundsätzlich an der Belastbarkeit des Einzelnen. Von ärztlicher Seite her wird hierzu der Ratschlag gegeben, eher langsame Bewegungsabläufe zu wählen, Erholungspausen einzubauen und darauf zu achten, daß die Patienten die Übung nicht als schwer belastend empfinden. Übungen mit Kraftbeanspruchung müssen durch den Übungsleiter immer wieder begleitet werden mit Hinweisen zur Beobachtung der eigenen Atmung der Patienten, die ruhig und fließend sein soll. Denn

Keine Preßatmung verfällt der Patient in eine Preßatmung, kommt es zu einer Druckerhöhung im Brustraum, die mit der Gefahr von Herzrhythmusstörungen einhergeht. Aufgrund dieser Problematik ist es besonders wichtig, daß der Patient in diesem Punkt sensibel und wahrnehmungsfähig sich selbst gegenüber wird, um von sich aus zu einer gleichmäßigen, fließenden Atemtechnik zu finden und sie aufrechterhalten zu können.

Vorsicht bei statischer Kraftbelastung Im Hinblick auf statische Kraftbelastungen bin ich aufgrund eben jener Gefahr der Preßatmung sehr vorsichtig. Sie werden für Herzgruppen zwar nicht grundsätzlich ausgeschlossen – ich bin jedoch der Meinung, daß sie, nach Abwägung der Risiken und Vorteile, die sie bringen, entbehrlich sind. Wertvoll für den Patienten ist dagegen sicher die Information, was bei unvermeidbaren statischen Kraftbeanspruchungen im Alltag von Bedeutung ist. Dazu ziehe ich aber das Gespräch der praktischen Demonstration vor.

6.6 Schnelligkeit

Definition von Schnelligkeit Unter Schnelligkeit wird die Fähigkeit verstanden, etwas unter gegebenen Bedingungen in einem minimalen Zeitabschnitt zu vollziehen.

Bereits durch diese Definition wird offenbar, daß Schnelligkeitsbelastungen in der Herzgruppen-Arbeit so gut wie keine Rolle spielen. Einmal deswegen, weil ja in der Herzgruppe gerade der Weg, der bewußt erlebte Weg einer Aufgabenlösung das Ziel ist. Warum sollte man gerade den Teil, der das Kernstück der gemeinsamen Arbeit ausmacht, minimieren? Zum anderen sind von Schnelligkeitsbelastungen in keiner Hinsicht günstige Effekte im Bezug auf die Zielvorstellungen innerhalb der Herzgruppe zu erwarten. **Keine Schnelligkeitsbelastungen**

6.7 (Sport-)Spiele

Alle spielen im Grunde gerne – Kinder, Männer und Frauen, junge und alte Menschen.

Berücksichtigt werden muß dabei nur, daß man diejenigen, denen man ein Spiel anbietet, »dort abholt, wo sie sind«. Damit ist gemeint,

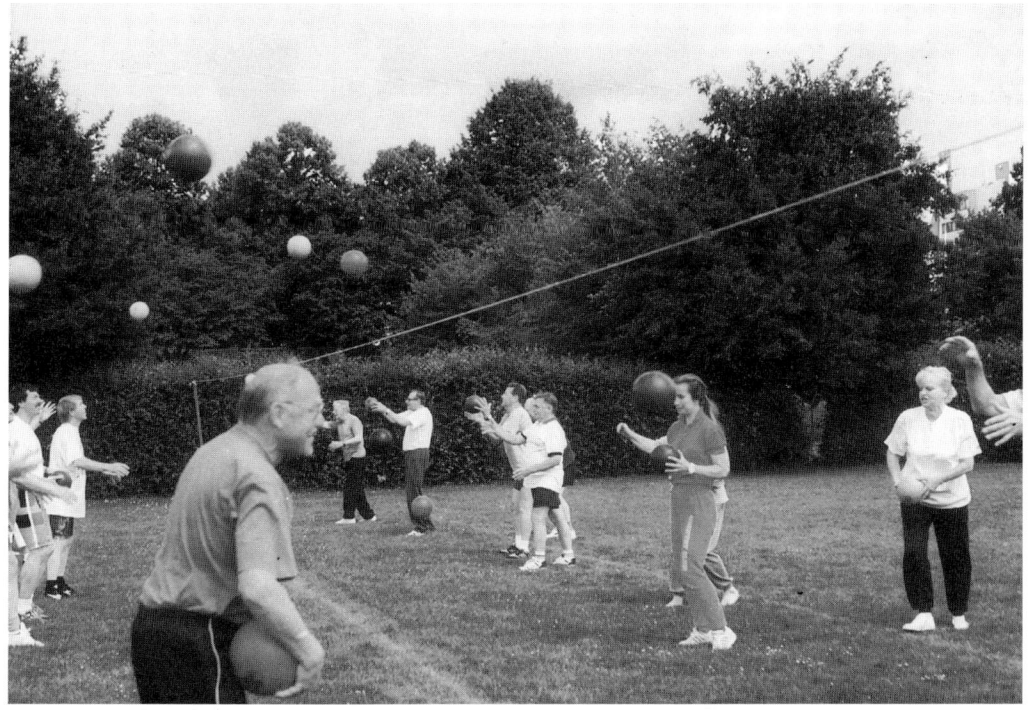

Abb. 17 *Freude am gemeinsamen Spiel*

daß ich für Senioren keine Kinderspiele bereithalten darf bzw. umgekehrt Kinder im Spiel Kind sein lassen muß. Gemeint ist damit aber
auch, daß, wenn wirklich jemand einmal überhaupt nicht spielen will,
derjenige dann auch nicht dazu gezwungen werden oder unter Druck
gesetzt werden darf. Und diese zögernde Haltung dem Spiel gegenüber ist doch hin und wieder gegeben. Manch ein Erwachsener zieht
sich – innerlich und/oder äußerlich – zurück, wenn im Übungsbetrieb
ein Spiel vorgeschlagen wird. Die Ursachen dafür sind vielschichtig
und um ihnen auf den Grund zu gehen, bedarf es letztendlich einiger
psychologischer Kenntnisse. Dies soll hier nicht Thema sein. Für den
praktischen Umgang mit diesen dem Spiel skeptisch gegenüberste-
henden Menschen aber kann ich empfehlen, ihnen Sinn, Zweck und
Wert des Spiels nochmals persönlich zu erklären, sie zur Teilnahme zu
ermuntern und dann aber auch ein eventuelles »Nein« von ihrer Seite
als solches zu akzeptieren. Zu Spielen im Herz- und Alterssport hat
KOLB [28.] (1995) ein sehr instruktives Buch mit Spielvorschlägen ge-
schrieben, das diese Thematik umfassender bearbeitet als es hier möglich ist und ihre Umsetzung in die Praxis illustriert.

Große Sportspiele Die sog. großen Sportspiele wie z. B. Fußball, Volleyball und Basketball
scheinen auf den ersten Blick in der Herzgruppe keinen Platz zu haben.
Denn der Allgemeinheit sind sie weithin als Wettkampfspiele bekannt,
die damit dem Charakter der Herzgruppe widersprechen. Ich sehe das
anders. Denn ich glaube, daß die großen Sportspiele durchaus Teil des
Herzgruppen-Programms (v. a. innerhalb der Trainingsgruppen) sein
Modifikation für können – aber in modifizierter Form, die die Anliegen der Herzgruppe
die Herzgruppe in ihrem Regelwerk berücksichtigt. In diesem Buch wird in diesem
Sinne im Praxisteil der Trainingsgruppen das Hockeyspiel in herzgrup-
pengerechter Form vorgestellt werden. Sicher wird man bei derlei
Angeboten als Übungsleiter immer wieder zu hören bekommen »Das
ist ja gar kein richtiges Fußball (Volleyball, Basketball …)«. Es ist freilich
ein anderes Fußball (Volleyball, Basketball …), aber deshalb nicht
weniger wert und ebenso »richtig«. Es ist nur mit Regelveränderungen
für diesen ganz bestimmten Personenkreis der Herzpatienten wieder
spielbar gemacht worden. Dieser flexible Umgang mit den Regeln und
Inhalten jener Spiele ermöglicht ihnen, wieder teilzuhaben an einer
Komponente der Bewegungskultur, dem großen Sportspiel, die nach
dem Infarkt zunächst in unerreichbare Weiten abgerückt schien.

6.8 Entspannung

Entspannungsübungen kommen in der Herzgruppe große Bedeutung zu. Körperliche und seelische Anspannungen, die sich einerseits z. B. in muskulären Verkrampfungen, Fehlhaltungen und unkoordinierten Bewegungen äußern, andererseits z. B. über Unruhezustände, Gereiztheit und belastende Nervosität ausdrücken, gilt es im Zuge dessen zu begegnen und zu lösen.

Großer Wert der Entspannung

Erhofft werden dadurch für die Herz-Patienten günstige Auswirkungen auf die Muskulatur (Tonussenkung), auf die physiologischen Vorgänge des Patienten (Atem- und Kreislaufregulation, verminderte Sympathikusaktivität), auf die Psyche (Gelöstheit, Gelassenheit, Frische) und das

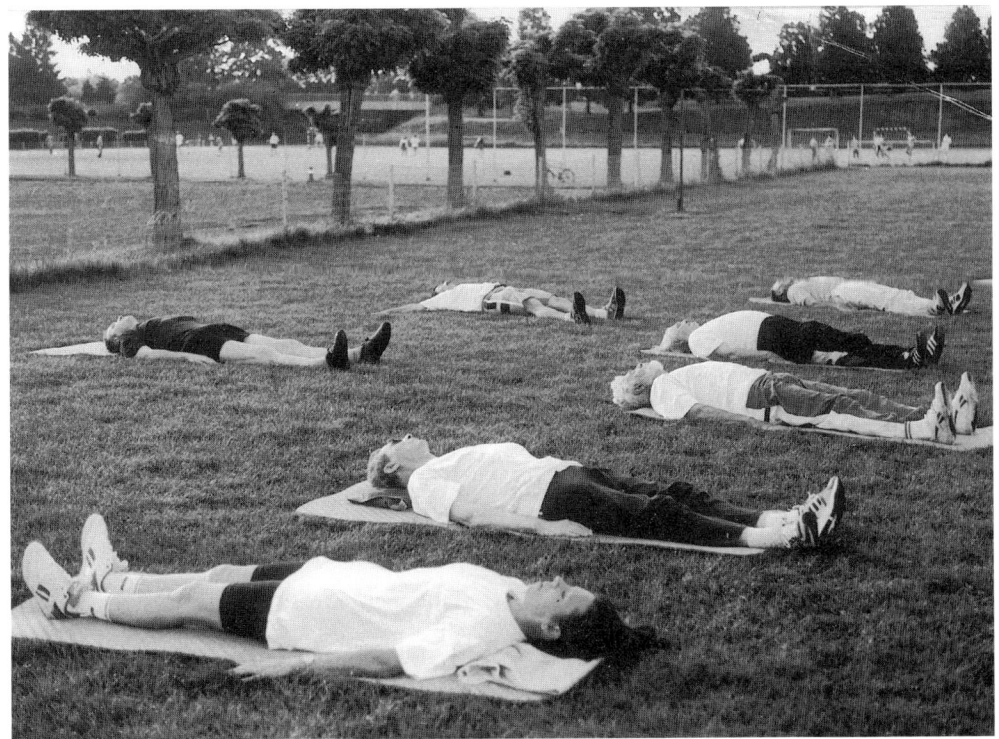

Abb. 18 Wohltuende Entspannung genießen die Teilnehmer

Körperbewußtsein (verbesserte Körpervorstellung und -wahrnehmung, Sensibilisierung für die Körperbedürfnisse). Hierzu geeignete Entspannungsmethoden gibt es viele. Ich möchte davon vier vorstellen, von denen ich glaube, daß sie sich problemlos und ohne großen Aufwand anwenden lassen. Ich halte es für günstig, eine bestimmte Entspannungsmethode durchaus über mehrere Stunden hinweg zu wiederholen. Denn es erleichtert den Teilnehmern das »Hineinrutschen in die Entspannung«, wenn der Rahmen (d. h. beispielsweise der Text, den der Übungsleiter spricht) vertraut ist und dadurch ein Nach-Innen-Richten der Konzentration besser möglich ist. In der später folgenden Darstellung der Stundenbilder wird daher ein und dieselbe Entspannungsmethode in mehreren verschiedenen Stunden auftauchen.

(Randnotiz: Entspannungsmethoden wiederholen)

In meinen Stunden haben sich die folgenden Entspannungsmethoden bewährt: eine musikunterlegte Entspannungsszene, eine Farb-Reise durch den Körper, Entspannung auf Musik und Entspannung mit Hilfe des Tennisballs (Partnerarbeit).

6.8.1 Musikunterlegte Entspannungsszene

Jeder Teilnehmer liegt in Rückenlage bequem auf einer Matte, das Licht ist nach Möglichkeit gedämpft. Die Teilnehmer werden angeregt, sich die vom Übungsleiter erzählte Szene vor ihrem geistigen Auge bildlich vorzustellen, die beschriebenen Empfindungen nachzuspüren und damit vielleicht sogar vergleichbar schöne, tatsächlich erlebte Stimmungen wachzurufen. Die Ausmalung der Szene, die der Übungsleiter mit ruhiger Stimme langsam und mit großzügigen Pausen vorträgt, wird von leiser, fließender Musik (z. B. von Kitaro) begleitet:

(Randnotiz: Musikunterlegte Entspannungsszene)

»SOMMERWIESE«

»Sie liegen im weichen Gras,
es nimmt Sie auf, umfängt Sie weich mit seinen Halmen.
Sie spüren, wie Ihr Körper auf der warmen, weichen Erde
der Sommerwiese aufliegt,
wie das Gras Ihre Haut streichelt.
Sie riechen die trockene Erde, den Duft der bunten
Sommerblumen
und fühlen sich wohl.«

– längere Pause, in der nur Musik erklingt –

»Über Ihnen scheint die Sonne,
an einem tiefblauen Himmel.
Es ist ein strahlender Sommertag.
Sie spüren, wie die Sonne Ihre Haut wärmt,
Ihren ganzen Körper wärmt und Sie diese Wärme durchströmt.
Sie gehen auf in diesem wohligen Gefühl der Wärme,
geben sich ihm ganz hin.
Sie sind von einer großen Ruhe erfüllt.«

– längere Pause, in der nur Musik erklingt –

»Sie hören das leise Rauschen des Sommerwinds,
spüren, wie er sanft über Ihre Haut streicht.
Sie nehmen ihn auf mit Ihrem Atem.
In ruhigen, gleichmäßigen Zügen
atmen Sie den Duft des Sommers und die warme Ruhe.
Ihr Atem fließt, ruhig und entspannt, ein und aus.
Sie liegen ganz gelöst und schwer auf der Wiese,
Sie fühlen sich warm, entspannt und wohl.
Ihr Atem kommt und geht,
wie der sanfte Wind, der die Blumen bewegt.
Sie fühlen sich wohl.«

6.8.2 Farbreise durch den Körper

Die Teilnehmer liegen wiederum bequem auf ihrer Matte, das Licht ist nach Möglichkeit auch für diese Methode gedämpft. Der Übungsleiter lenkt die Aufmerksamkeit der Teilnehmer nacheinander auf verschiedene Körperregionen und regt sie an, den dabei auftretenden Empfindungen bzw. den entsprechenden Körperregionen eine Farbe zu geben. Beabsichtigt wird dabei, individuelle Zustände und Empfindungen auf leicht zugängliche Weise anschaulich und damit eindrücklicher zu machen. Der folgende Begleittext versteht sich als Vorschlag, der beliebig ergänzt oder verkürzt werden kann.

»Sie liegen ruhig und entspannt auf Ihrer Matte. Versuchen Sie, die Lage zu finden, in der Sie sich am wohlsten fühlen. Wenn Sie möchten, schließen Sie Ihre Augen. Sie sind ganz bei sich.«

Farbreise durch den Körper

– Stille –

»Sammeln Sie Ihre Gedanken und lassen Sie diese in Ihr Gesicht strömen. Spüren Sie Ihre Gesichtspartien nach. Wo ist Ihr Gesicht locker, wo ist es angespannt? Welche Empfindungen kommen zu Ihnen, wenn Sie sich auf Ihr Gesicht konzentrieren? Gelöstheit? Spannung? Weichheit? Können Sie sich eine Farbe zu diesen Empfindungen vorstellen?«

– Stille –

»Wandern Sie mit Ihren Gedanken nun zu Ihrem rechten Arm. Wie fühlt er sich an? Wo liegt er auf? Wo ist er angespannt und wo gelöst? Ist das ein angenehmes Gefühl, das Ihr rechter Arm bei Ihnen auslöst? Paßt zu diesem Gefühl wieder eine Farbe, die Sie sich dazu vorstellen können?«

– Stille –

»Während Ihr rechter Arm weiterhin ruhig auf dem Boden aufliegt, wandern Sie mit ihren Gedanken zu Ihrem linken Arm hinüber. Wie fühlt er sich an? Wo liegt er auf? Wo ist er angespannt und wo gelöst? Ist das ein angenehmes Gefühl, das Ihr linker Arm bei Ihnen auslöst? Paßt zu diesem Gefühl wieder eine Farbe, die Sie sich dazu vorstellen können?«

– Stille –

»Sammeln Sie Ihre Gedanken und wandern Sie dann zu Ihrer Körpermitte. Spüren Sie die Auflageflächen Ihres Rumpfes und die Stellen, die den Boden nicht berühren. Beobachten Sie, wie Ihr Atem kommt und geht, wie der Bauch sich hebt und senkt. Fühlen Sie sich wohl dabei, in Ihrer Körpermitte zu sein? Verbinden Sie damit eine bestimmte Farbe?«

– Stille –

»Lassen Sie Ihre Gedanken jetzt hinabströmen in Ihr rechtes Bein, in Ihren rechten Fuß. Erspüren Sie die Auflageflächen. Wo ist das Bein und der Fuß angespannt, wo sind sie ganz locker und schwer? Welches Gefühl löst diese Konzentration auf Ihr rechtes Bein, auf Ihren rechten Fuß bei Ihnen aus? Welche Farbe harmoniert damit?«

– Stille –

»Während Ihr rechtes Bein ruhig am Boden liegt, wandern Ihre Gedanken weiter in Ihr linkes Bein, in Ihren linken Fuß. Erspüren Sie wieder die Auflageflächen. Wo ist das Bein und der Fuß angespannt, wo sind sie ganz locker und schwer? Welches Gefühl löst diese Konzentration auf Ihr linkes Bein, auf Ihren linken Fuß bei Ihnen aus? Können Sie sich dazu eine Farbe vorstellen?«

– Stille –

»Gehen Sie langsam und ruhig nochmals alle Körperregionen durch. Rufen Sie sich Ihre Farben in Erinnerung, wie sie wechseln oder gleich bleiben und die Gefühle, für die die Farben stehen.«

– Stille –

»Richten Sie nun langsam Ihre Konzentration wieder nach außen, räkeln und strecken Sie sich, öffnen Sie ihre Augen wieder und genießen Sie noch einen Augenblick den wohligen Zustand.«

6.8.3 Entspannung auf Musik

Bei dieser Form der Entspannung sollen die Teilnehmer dazu inspiriert werden, in der vorgespielten Musik »aufzugehen«, ihrem Köper Flügel zu verleihen, ihn davontragen zu lassen und damit einem ungewohnten, aber angenehmen Gefühl für Körper und Seele zu begegnen. Dafür empfehlenswert ist jegliche fließende, ruhige Musik, ob klassisch (z. B. von J. S. Bach: »Air« aus der Orchestersuite Nr. 3) oder modern (z. B. von Elton John: »Song for Guy«). Die Teilnehmer finden hierzu wieder in bequemer Lage auf einer Matte Platz und schließen, wenn es als angenehm empfunden wird, die Augen.

»Sie liegen ruhig und entspannt auf Ihrer Matte. Versuchen Sie, die Lage zu finden, in der Sie sich am wohlsten fühlen. Versuchen Sie, alles loszulassen, was Sie beschäftigt und konzentrieren Sie sich auf die Musik. Versuchen Sie mit der Musik eins zu werden, sich von Ihr forttragen zu lassen. Genießen Sie das angenehme Gefühl.«

Entspannung auf Musik

– Musik –

»Erwachen Sie nun langsam wieder. Strecken Sie sich, räkeln Sie sich und spüren Sie nochmals Ihren angenehmen Empfindungen nach.«

6.8.4 Entspannung mit Hilfe des Tennisballs (Partnerarbeit)

Entspannung mit Hilfe des Tennis-balls Bei dieser Entspannungsmethode liegt ein Partner in Bauchlage auf einer Matte oder sitzt im Kutschersitz entspannt auf einer Bank. Er wird während dessen von einem Partner mit einem Tennisball in kleinen, kreisenden Bewegungen am Rücken massiert. Diese Methode hat zum Ziel, einerseits Entspannung beim behandelten Partner zu bewirken, andererseits die Sensibilität des behandelnden Partners für verspannte Muskulatur durch die Wahrnehmung über den Ball zu vergrößern. Hinzuweisen ist dabei darauf, daß der liegende Partner versucht, so entspannt wie möglich zu liegen, daß er ruhig atmet, und daß die Partner sich absprechen, wo überall und mit wieviel Balldruck massiert wird. Pro Partner empfiehlt sich eine Behandlungsdauer von 10–15 min. Die Erfahrung zeigt, daß die Massage des Nackens, der Schulter und der Region links und rechts der Wirbelsäule als besonders wohltuend empfunden wird. Manche Teilnehmer genießen auch eine Ball-Massage der Arme und Beine und des Gesäßes. Dieser muß aber in jedem Fall eine Absprache unter den Partnern vorausgehen, um individuell unterschiedliche intime Grenzen der Teilnehmer respektieren zu können.

Wie auch bei den vorausgegangenen drei Entspannungsmethoden erleichtert auch hier eine insgesamt ruhige Atmosphäre im Übungsraum die Konzentration auf sich selbst und das Versinken in die eigenen Wahrnehmungen.

6.9 Musik und Tanz

Ist die musikalische Untermalung von Entspannungsmethoden weitgehend akzeptiert, so ist dies bzgl. des grundsätzlichen Einsatzes von Musik in der Herzgruppenstunde keineswegs der Fall. Mit Recht wird der pauschalisierende Rhythmus der Musik, der alle Teilnehmer auf ein und dasselbe Tempo festzulegen versucht, kritisch betrachtet. Denn eben individuelle Belastungsfreiräume, also keine Gruppenrhythmen, zeichnen die Herzgruppe aus – »jedem das Seine«. Dem steht aber gegenüber, daß Musik der Gruppe einen lebendigen, aufmunternden Charakter verleihen kann und jene Stimmungsaufhellung bewirkt, die für eine Therapietreue so wesentlich ist. Zu berücksichtigen ist auch, daß nicht jeder Teilnehmer Musik gleich gerne mag. Viele sehen in ihr eine Bereicherung, manch einer aber empfindet sie vielleicht eher als störend oder gar als Belästigung. Ich versuche all diesen Überlegungen dadurch Rechnung zu tragen, daß ich Musik zwar verwende, aber auch Stundenteile ohne Musik einplane. Wenn Musik eingesetzt wird, bin ich als Übungsleiter besonders aufgerufen, alle Teilnehmer im Auge zu behalten und mäßigend auf diejenigen einzuwirken, die durch die Musik ihre Belastungsgrenze zu vergessen scheinen.

Was hinsichtlich der o. g. kritischen Gedanken zur Musik in der Herzgruppe allgemein gilt, trifft auch für den Tanz in Herzgruppen im speziellen zu. Es kommt hier aber hinzu, daß Gruppentänze eben nur dann auch Gruppentänze sind, wenn sich alle Partner im – zumindest annähernd – gleichen Rhythmus bewegen.

Adäquate Gruppentänze

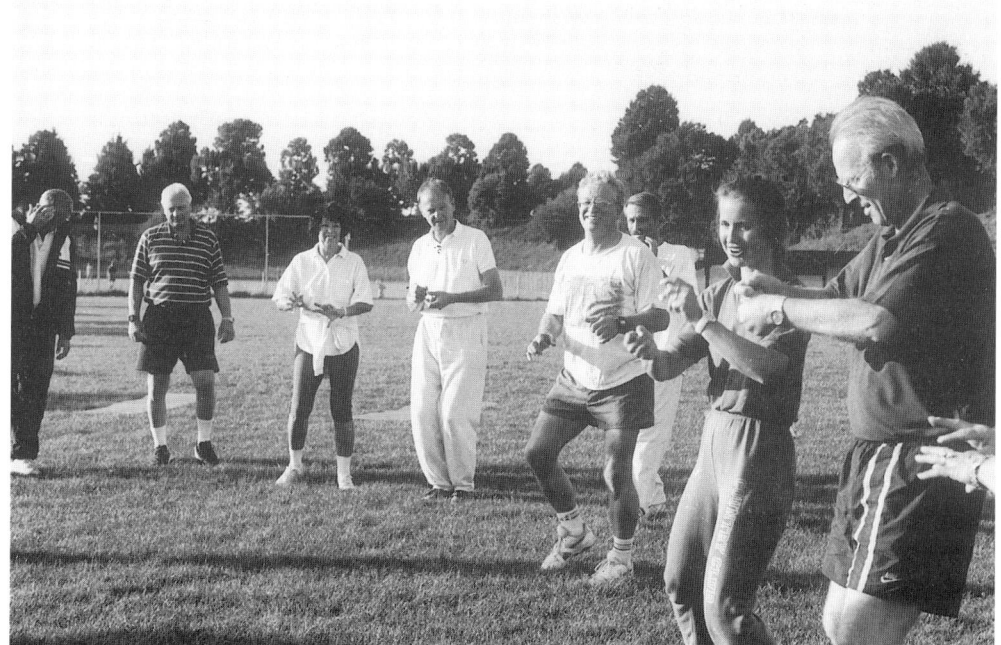

Abb. 19 *Gruppentanz in der Runde*

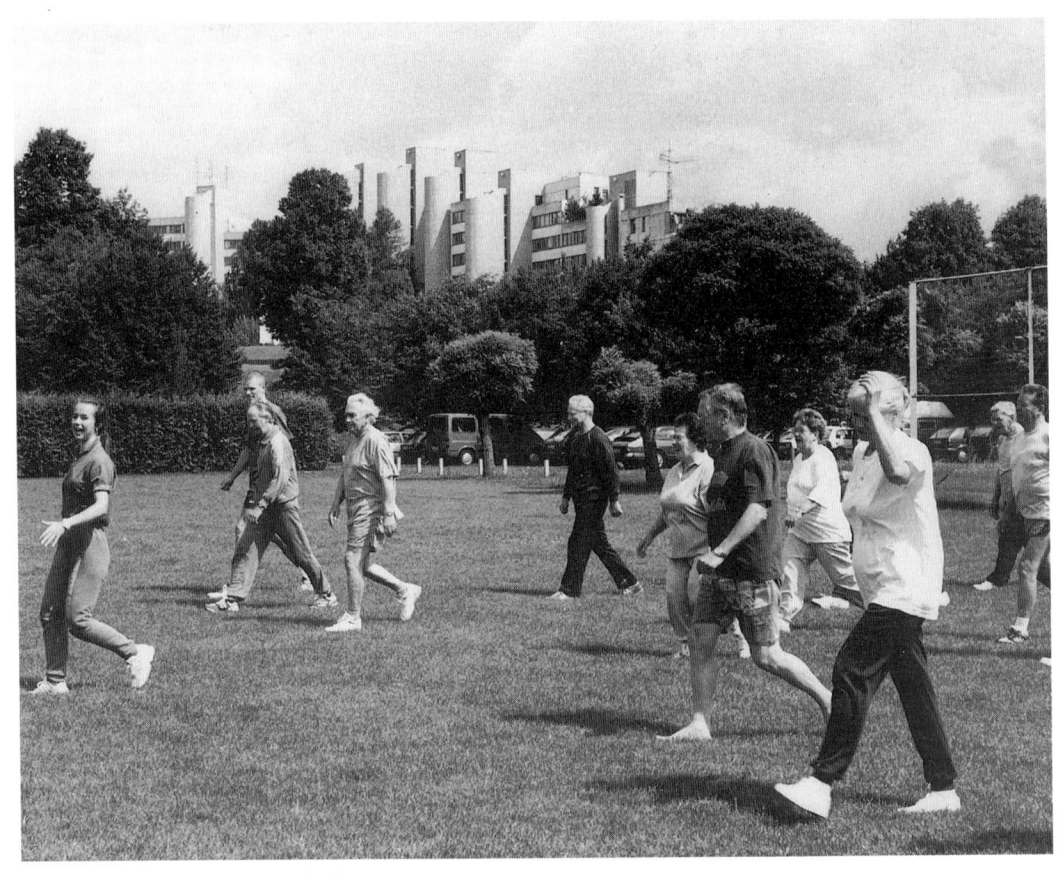

Abb. 20 Gruppentanz in der Fortbewegung nach vorn

Es ist also kaum noch Raum für individuelle Spielräume, wenn der Tanz wirklich gelingen soll. Dieser Problematik kann nur so begegnet werden, daß sich der Übungsleiter in seiner Tanz- und damit auch Musikauswahl an dem Teilnehmer orientiert, der am wenigsten belastbar ist, und das Tempo und die Schwierigkeit des Tanzes danach ausrichtet. Gleichzeitig empfiehlt es sich, gerade bei Tänzen nochmals deutlich darauf hinzuweisen, daß jeder zu jeder Zeit pausieren kann, wenn er es meint zu brauchen. Auf dieser Grundlage werden beeindruckende Tanzerlebnisse möglich.

6.10 Gruppengespräche

Sich im Gespräch austauschen

Nach der praktischen gemeinsamen Arbeit in der Herzgruppe ist es üblich, sich in einen Gesprächskreis zusammenzufinden, um im gegenseitigen Austausch für die Herzgruppen-Teilnehmer relevante Themen zu besprechen oder um durch Informationsvorträge das Wissen um krankheitsbezogene Zusammenhänge zu erweitern.

Von daher hat dieser Gesprächsteil in der Herzgruppe einen wichtigen Stellenwert. Denn durch ihn entsteht ein Forum für die Thematisierung großer und kleiner Probleme und Ängste, es wird Raum geschaffen für ungeklärte Fragen bzgl. der Krankheitsumstände.

Grundsätze der Gesprächsführung

Für den Übungsleiter kann ich im Hinblick auf die Gesprächsführung einige Grundsätze empfehlen, die sich hier – wie auch in anderen Gesprächskreisen – zu beachten lohnen: Absolutes Tabu ist im Gespräch das Bloßstellen von Personen oder Eigenschaften. Es ist destruktiv und

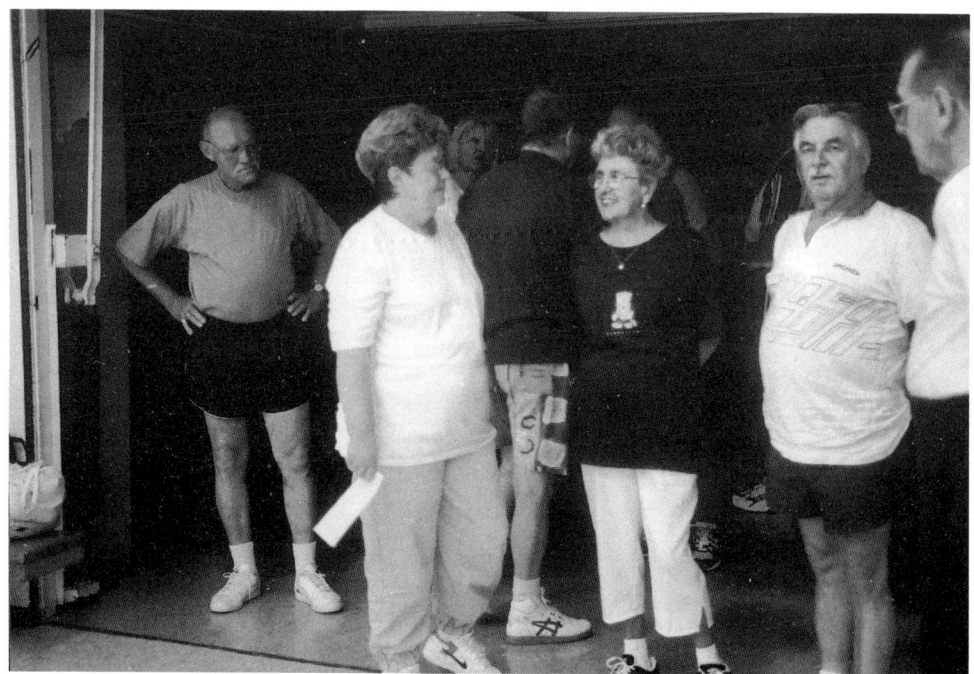

Abb. 21 Im gegenseitigen Austausch relevante Themen besprechen

verletzend, niemand wird davon in irgendeiner Weise profitieren. Auch von übermäßig unterstützenden bzw. tröstenden Antworten rate ich ab, weil sie oft übertrieben wirken und dadurch den Übungsleiter als unglaubwürdig erscheinen lassen. Drittens schließlich halte ich nichts von »schnellen Lösungen« nach dem Motto »... dann machen Sie eben einfach ...«. Wenn es so einfach wäre, wäre der Patient wahrscheinlich schon längst selbst auf diesen Gedanken gekommen. Mit diesen vereinfachenden Antworten neigt man dazu, die Vielschichtigkeit der individuellen Probleme zu ignorieren und ihnen in keiner Weise gerecht zu werden. Ein Gespräch dagegen, das sich durch ernsthaftes Zuhören, durch ein Hineinversetzen in die verschiedenen Probleme und durch ein gemeinsames Erarbeiten von Lösungsansätzen auszeichnet, wird für alle Gesprächsteilnehmer eine Bereicherung sein.

Wenn von Teilnehmerseite keine Themenwünsche eingehen, kann der Übungsleiter selbst jeweils für die nächste Stunde Themenvorschläge machen. So z. B.: Themen zur Ernährung, Gestaltung eines krankheitsangepaßten und gesundheitsbewußten Tagesablaufs, Koronarsport und medikamentöse Behandlung, Verhalten des Infarktpatienten im Urlaub, Veränderungen im Freundes- und Bekanntenkreis nach dem Infarkt etc.. Auch der begleitende Arzt sollte über das Thema der folgenden Stunde unterrichtet sein, um die jeweils dazugehörigen medizinischen Informationen einbringen zu können.

Offener Gesprächskreis Eine Alternativform zum themenkonzentrierten Gespräch ist eine Unterhaltung ohne direkten informationsvermittelnden Charakter. Man setzt sich zusammen und läßt den Gesprächsverlauf offen. Welche Form der jeweiligen Gruppe besser liegt, bzw. wann welche Form günstiger ist, diese Entscheidung bleibt letztendlich dem Feingefühl und Einfühlungsvermögen des Übungsleiters überlassen.

6.11 Plauschen

Eine ganz andere Form des Gesprächs, deswegen aber nicht weniger wichtig, ist der zwanglose Plausch, gerade am Anfang und Ende der gemeinsamen Gruppenstunde. Man mag versucht sein, ihn abwertend als »Geschwätz« zu bezeichnen. Ich glaube aber, daß gerade er freundschaftliche Kontakte anbahnt, einen fröhlichen Geist in die

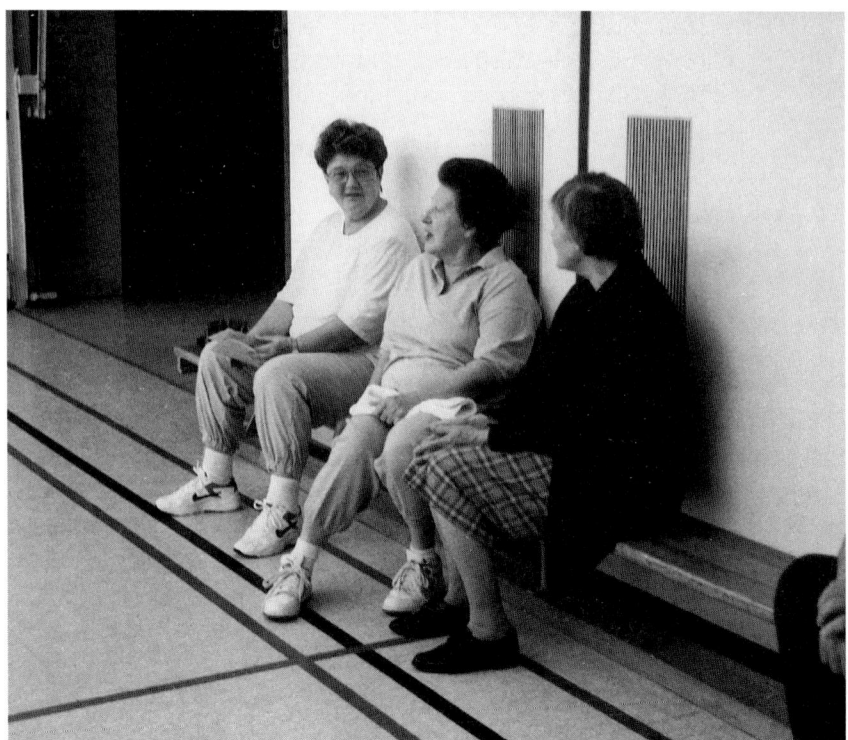

Abb. 22 *Im gegenseitigen Austausch relevante Themen besprechen*

Runde bringt, die Teilnehmer am Anfang wohlgelaunt stimmt und am Ende mit guter Stimmung nach Hause schickt. Deshalb lasse ich dieses Plauschen gerne zu – und danach wird wieder aufmerksam gearbeitet!

6.12 Unternehmungen außerhalb der Gruppenstunde

Schön, wenn eine Herzgruppe sich auch über die regelmäßige Gruppenstunde hinaus hin und wieder zusammenfindet. Dies kann z. B. zu einem gemeinsamen Weihnachtsessen oder zu einer Nachmittags-Wanderung der Fall sein. Es bietet sich dort die Gelegenheit, die anderen Teilnehmer, aber auch das Ärzte- und Übungsleiter-Kollegium einmal unter »anderen Vorzeichen« zu erleben oder auch ein längeres Gespräch als in der Gruppenstunde miteinander zu führen.

6.13 Neuland

Anderes Sportverständnis Die Inhalte der Herzgruppenarbeit, wie sie nun hier entworfen sind, sind nicht in jenem Sportverständnis, das sich durch Wettkampf-charakter, Konkurrenzdenken und Vorturnen auszeichnet, zuhause. Als Übungsleiter darf ich aber nicht vergessen, daß ein beachtlicher Teil der Herzgruppen-Teilnehmer gerade mit eben diesem Bild des Sports groß geworden ist. Ein einfühlsames Heranführen an die Sport-Alter-nativen, die die Herzgruppe bietet, ein geduldiges Begleiten der Teil-nehmer auf völlig neuem, auf ungewissem Terrain – so möchte ich die grundsätzliche Aufgabe des Übungsleiters in einer Herzgruppe be-zeichnen. Dies schließt das Entgegenkommen ein, auch Stundenin-halte bzw. Aufgabenstellungen vorzusehen, die den Teilnehmern ver-traut sind. Auch wenn sie zunächst nicht völlig dem Grundsatz der individuellen Problemlösung genügen und eher auf »Vormachen-Nachmachen« beruhen. Denn dort erreiche ich den Teilnehmer wirk-lich, kann von dort aus neue Wege anregen – und den Teilnehmer selbst entscheiden lassen, wie weit er sich in dieses Neuland vorwagen möchte.

STUNDENBILDER

Sämtlichen nachfolgend vorgestellten Stundenbildern liegt folgender Aufbau zugrunde:

1. Erwärmung (5–7 min)

Sie beinhaltet vorwiegend verschiedene Aufgabenstellungen, die mit Gehformen oder -spielen gelöst werden können.

2. Haupt-Übungsteil (15–20 min)

In diesem Stundenteil werden verschiedene Geräte verwendet. Aber auch Tänze finden an dieser Stelle der Gruppenstunde ihren Platz. Dieser Stundenteil bildet das Kernstück zur Realisierung des jeweiligen Stundenziels.

3. Gymnastik (12–15 min bei den Übungsgruppen, 10–13 min bei den Trainingsgruppen)

Dieser Teil, der hauptsächlich gymnastische Übungen für jeweils verschiedene Schwerpunktthemen (z. B. Beine oder Arme) vorsieht, entspricht nicht immer streng jenen offenen Aufgabenstellungen, für die ich grundsätzlich in der Herzgruppe plädiere. Manchmal fungiert der Übungsleiter hier als Vorturner, dessen vorgemachtem Beispiel annähernd gefolgt wird. Vorgesehen sind bei der Gymnastik aber durchaus jene aufmunternden, anstoßenden Fragen des Übungsleiters, die die Wirkung der Übung bei den Teilnehmern ins Bewußtsein rücken und dadurch zu modifizierten, individuellen Ausführungsformen führen. In dieser Vorgehensweise sehe ich jenes Zugeständnis an ein anderes Sportverständnis mancher Teilnehmer, von dem ich an vorangegangener Stelle gesprochen habe, ohne dabei dem Prinzip der individuellen Problemlösung völlig zu widersprechen.

4. Ausdauerbelastung (12–15 min bei den Übungsgruppen, 15–20 min bei den Trainingsgruppen)

Gehen oder Laufen gemäß der persönlichen Belastbarkeit sind Gegenstand dieses Stundenteils. Die Zeitangabe 12–15 min bezieht sich auf den grundsätzlich für diesen Stundenteil einzuplanenden Zeitraum. Wie lange die Belastung jeder einzelnen Person dauert, hängt von den ärztlichen Empfehlungen ab.

5. Entspannung (15–20 min)

Verschiedene geeignete Entspannungsmethoden lassen das praktische Arbeiten der Herzgruppe ausklingen.

6. Gespräch (15–20 min)

Zum Abschluß der Stunde findet sich die Gruppe in einem Gesprächs-kreis zur Besprechung themenorientierter oder allgemeiner Anliegen zusammen.

Empfehlungen zu Denkanstößen für die Teilnehmer sind in den Stun-denbildern immer bei dieser Abbildung zu finden: **Denkanstoß**

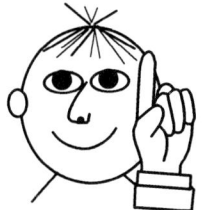

7 Einzelne Stundenbilder einer Übungsgruppe

7.1 Stundenbild »Erleben von Händen und Füßen«

Stundenziel: Erweiterung des Körperbewußtseins
Material: Pro Person eine Matte, ein Tennisball und ein Therapiekreisel (sind nur wenige Therapiekreisel vorhanden: in Kleingruppen abwechselnd arbeiten), Sitzgelegenheit für jeden Teilnehmer, z. B. Langbank.

Begrüßung

Erwärmung (5–7 min)

Gehformen »KONTAKTEN«

Auf Musik kreuz und quer in der Halle umhergehen. Beim Begegnen eines anderen Teilnehmers, »Begrüßungskontakt« durch eine Handberührung herstellen und sich danach wieder von ihm verabschieden.

Wo möchte ich zur Begrüßung gerne berührt werden, wo ist es mir oder den Partnern dagegen eher unangenehm?

Wie vorher in der Halle umhergehen. Den »Begrüßungskontakt« jedoch nun durch eine Fußberührung herstellen und sich danach wieder trennen.

Paarweise eingehakt zusammengehen. Beim Begegnen eines anderen Paares, »Begrüßungskontakt« durch eine Hand– oder Fußberührung herstellen und sich danach wieder verabschieden.

– Pulskontrolle.

72

Haupt-Übungsteil (15–20 min)

Jeder Teilnehmer sitzt auf einer Matte; wer möchte, schließt während der Übungen die Augen.

Erleben von Händen und Füßen

Jeder Teilnehmer massiert sich mit einer Hand die andere, greift sie Punkt für Punkt intensiv ab. Danach die Empfindungen nachspüren. Handwechsel.

Paarweise zusammengehen. Ein Partner massiert nacheinander die Hände des anderen, die ganz entspannt bleiben. Danach spüren beide Partner ihre Empfindungen in ihren Händen nach. Dann Aufgabenwechsel.

Die Partner legen ihre Handflächen aufeinander und konzentrieren sich auf ihre Wahrnehmungen. Auch Berühren der aufeinandergelegten Hände.

Jeder Teilnehmer hat einen Tennisball.

Tennisball

Den Tennisball in den Händen drücken und kneten. Danach die Empfindungen nachspüren.

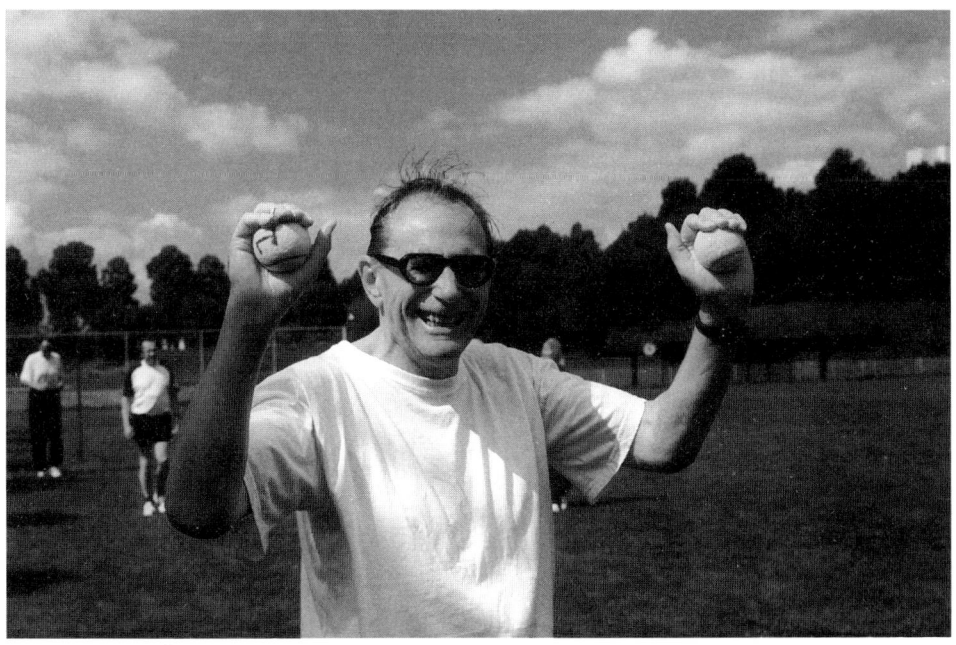

Abb. 23 Tennisbälle in den Händen »kneten«

Jeder Teilnehmer rollt einen Ball unter der Handfläche in kleinen kreisenden Bewegungen abwechselnd mit und ohne Druck. Dabei versuchen, alle Stellen der Hand zu berühren. Danach die Empfindungen nachspüren.

Wer möchte, zieht die Schuhe aus. Mit dem Tennisball in der Hand die Fußsohlen in kleinen kreisenden Bewegungen massieren. Danach die Empfindungen nachspüren.

Aufstehen. Im Stand den Tennisball abwechselnd unter den beiden Fußsohlen rollen, mit und ohne Druck. Danach die Empfindungen nachspüren.

Therapiekreisel

Jeder Teilnehmer hat einen Therapiekreisel (sind nur wenige Therapiekreisel vorhanden: in Kleingruppen abwechselnd arbeiten).

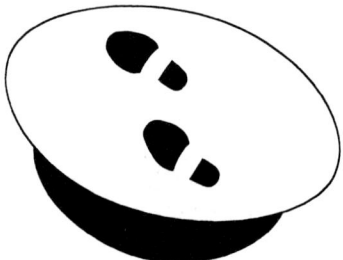

Abb. 24 Der Therapiekreisel fordert die Fußarbeit und das Gleichgewicht

Experimentieren mit dem Therapiekreisel, im Sitz und im Stand. Wer sich unsicher fühlt: Nur einen Fuß auf den Therapiekreisel setzen oder sich von einem Partner halten lassen.

Freiwillige Vorstellung gefundener Bewegungslösungen und Gesprächs-Austausch zu den Wahrnehmungen innerhalb dieses Haupt-Übungsteils.

Gymnastik (12–15 min)
Schwerpunkt: Erleben der Füße

Erleben der Füße in der Gymnastik

Jeder hat einen Therapiekreisel (sind nur wenige Therapiekreisel vorhanden: in Kleingruppen abwechselnd arbeiten). Die Teilnehmer sitzen, z. B. auf einer Langbank. Wer möchte, zieht die Schuhe aus.

74

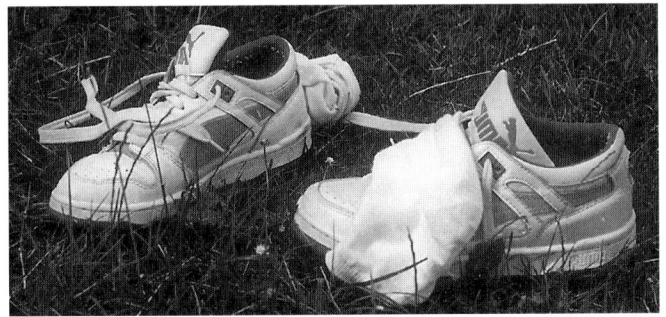

Abb. 25 Runter mit den Schuhen und ...

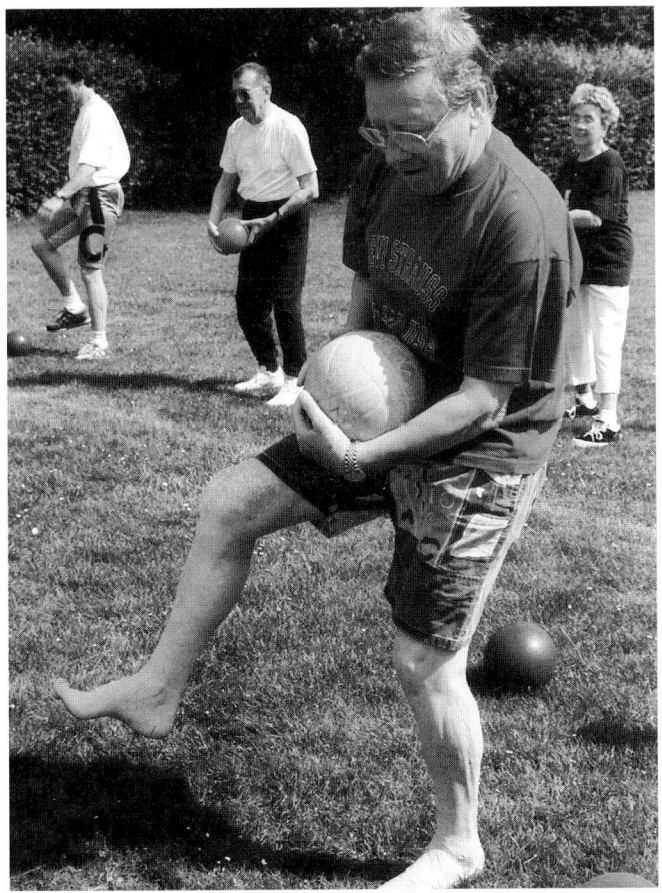

Abb. 26 ... barfuß geübt. Ein ganz anderes Gefühl!

Den Therapiekreisel mit den Füßen am Ort abwechselnd in beide Richtungen drehen.

Den Therapiekreisel am Ort nur mit jeweils einem Fuß abwechselnd in beide Richtungen drehen.

Therapiekreisel umgedreht auf den Boden legen. Den Therapiekreisel mit den Füßen am Ort abwechselnd in beide Richtungen drehen.

Den umgedrehten Therapiekreisel am Ort nur mit jeweils einem Fuß abwechselnd in beide Richtungen drehen. Wahrnehmungen in den Füßen und Beinen nachspüren.

Jeder zweite hat einen umgedrehten Therapiekreisel vor sich liegen. Mit den Füßen den Therapiekreisel des Nachbarn empfangen und an den anderen Nachbarn weitergeben. Derjenige, der am Ende der Bank sitzt, nimmt den ankommenden Therapiekreisel auf, geht zum Beginn der Bank und schließt sich dort wieder dem Übungsbetrieb an.

Jede zweite Person sitzt auf einem Therapiekreisel und hält sich dabei an den Schultern dessen, der nicht auf einem Therapiekreisel sitzt. Probieren, wieviele Körperteile man gleichzeitig bewegen kann und welche Bewegungen/Übungen möglich sind, ohne sich unsicher zu fühlen. Danach die Therapiekreisel jeweils eine Person weiter rücken.

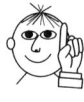
Was bewirkt der Therapiekreisel mit meinem Körper? Wie fühle ich mich dabei? Ist mir dieses Gerät sympathisch oder eher ein bißchen unheimlich?

Freiwillige Vorstellung gefundener Bewegungslösungen und Gesprächs-Austausch zu den dabei auftretenden Empfindungen.

Welche der hier gezeigten Varianten kommt auch für mich in Frage? Welche kann ich nicht ausführen?

Selbständiges Experimentieren mit diesen vorgestellten Übungs-Varianten unter Berücksichtigung der persönlichen Möglichkeiten.

Ausdauer **Ausdauerbelastung** (12–15 min)

Gehen oder Laufen (Grundsätze s. 6.4).

– Pulskontrolle während und am Schluß der Ausdauerbelastung.

Entspannung (15–20 min)

Jeder Teilnehmer liegt auf einer Matte.

Musikunterlegte Entspannungsszene »Sommerwiese« (s. 6.8.1).

Gespräch (15–20 min)

Themenvorschlag: Der Infarktpatient im Urlaub.

Verabschiedung

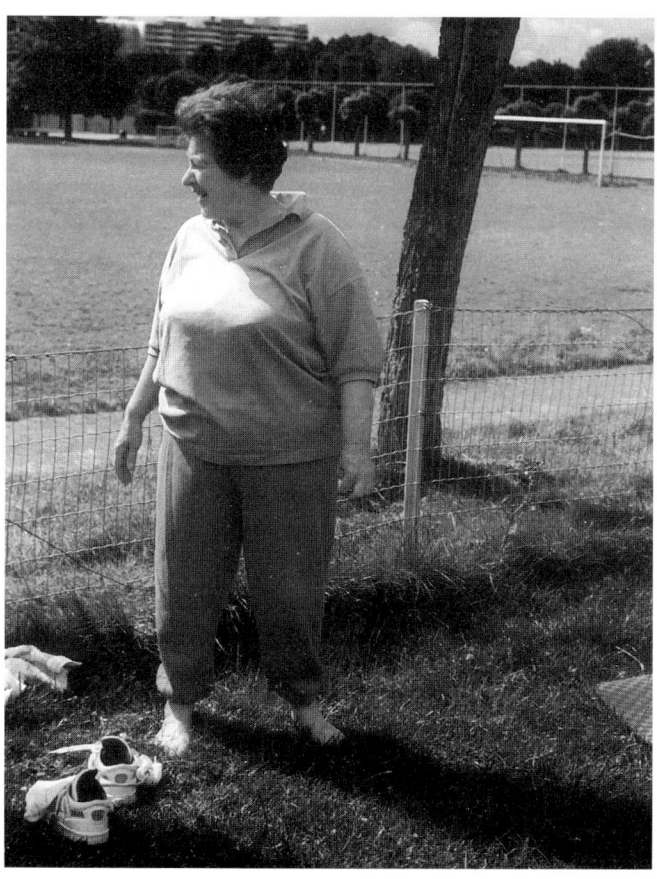

Abb. 27 »Ob auch der Heimweg barfuß zu meistern ist?«

77

7.2 Stundenbild »Einfach tanzen«

Stundenziel: Freude an rhythmischer Bewegung, positiver Einfluß auf koordinative Fähigkeiten.

Material: Pro Person eine Matte; drei Medizinbälle, Sitzgelegenheit für alle (z. B. Hocker oder Langbank).

Begrüßung

Erwärmung (5–7 min)

Gehformen   »ZUSAMMENRAUFEN«

Auf Musik kreuz und quer umhergehen. Beim Begegnen eines anderen Teilnehmers einander begrüßen und sich eine gemeinsame Aufgabe ausdenken, z. B. eine gemeinsame Runde gehen oder eine Handklatschkombination. Die Paare trennen sich danach wieder und suchen neue Partner.

Welche Aufgabe paßt für uns beide, für meinen Partner und gleichzeitig für mich?

»ICH SCHREIBE WAS«

Kreuz und quer umhergehen. Sich dabei partnerweise zusammenfinden und einigen, wer vorangeht und wer folgt. Der Vorgänger schreibt oder malt durch seine Schritte imaginär etwas auf den Boden, z. B. den eigenen Namen, ein Haus, eine Zahl. Der Nachfolgende versucht zu erkennen, um was es sich dabei handelt. Die Paare trennen sich danach wieder und suchen neue Partner.

Wie schnell kann ich gehen, damit mein Partner folgen und erkennen kann, was ich schreibe?

– Pulskontrolle.

Haupt-Übungsteil (15–20 min)

Drei Medizinbälle liegen in der Halle verteilt, die Teilnehmer bewegen sich um sie herum. Musik passend zum Gehtempo, z. B. »Wilde Kirschen« von Udo Jürgens.

»REFRAIN–TANZ«

Auf ein Lied, das vom Tempo her zum Gehen paßt (z. B. »Wilde Kirschen« von Udo Jürgens), gehen die Teilnehmer kreuz und quer in der Halle umher. Beim Refrain des Liedes (bereits vor Beginn den Text des Refrains ansagen, wenn er nicht bekannt ist) treffen sich jeweils kleine Grüppchen an den Medizinbällen, bilden einen Kreis mit Handhaltung um den Medizinball und tippen abwechselnd mit dem linken und rechten Fuß im Takt auf den Medizinball. Nach dem Refrain lösen sich die Grüppchen wieder. Wiederholte Durchführung.

Ist das Tempo der Musik für mich geeignet? Sollte ich zwischendrin pausieren?

– Pulskontrolle.

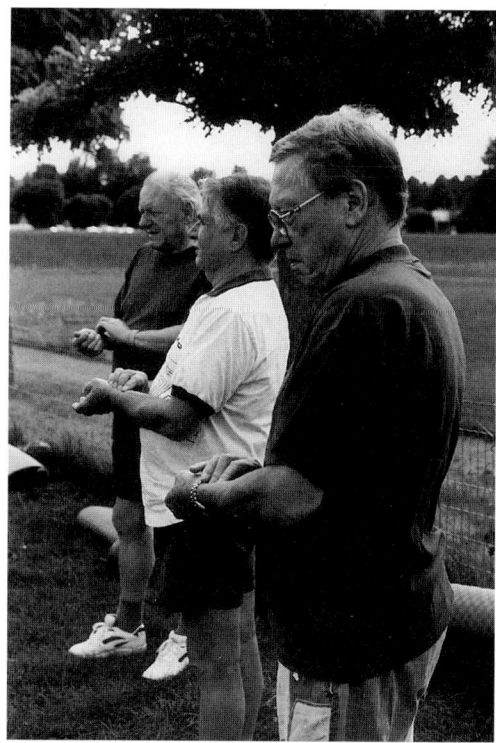

Abb. 28 *Gewissenhafte Pulskontrolle, um Über- und Unterbelastung zu vermeiden*

Die Teilnehmer bilden zwei sich gegenübersitzende Reihen, z. B. auf Hockern. Musik: »Wenn die bunten Fahnen wehen« z. B. gesungen von Heino.

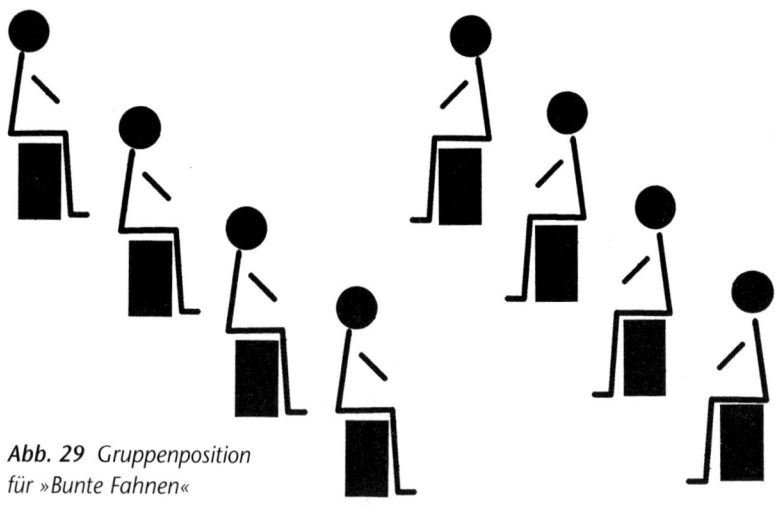

Abb. 29 Gruppenposition
für »Bunte Fahnen«

Tanz »Bunte Fahnen«

»BUNTE FAHNEN«

Takt 1–8: Die Teilnehmer haben beide Arme in Hochhalte und fassen dabei jeweils die Hand des linken und rechten Nachbarn; im Takt wiegen die hochgehaltenen Arme und die Oberkörper alle gleichzeitig nach links und rechts (wie »wehende Fahnen«).

Takt 9–24: Die Teilnehmer haken sich jeweils bei ihrem linken und rechten Nachbarn ein. Alle Oberkörper gehen im Takt gleichzeitig nach links, die Beine strecken sich dazu nach rechts, dann umgekehrt, usw. (vergleichbar der Schaukelbewegung auf einem Schiff).

Takt 25: Pause, dann Beginn von vorn.

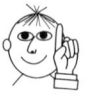

Ist das Tempo der Musik für mich geeignet? Sollte ich zwischendrin pausieren?

– Pulskontrolle.

80

Die Teilnehmer sitzen hintereinander auf Hockern oder einer Bank. Die Hocker oder die Bank ist zwischen ihren Beinen. Alle blicken in dieselbe Richtung. Musik: »Zwickt's mi« von Wolfgang Ambros.

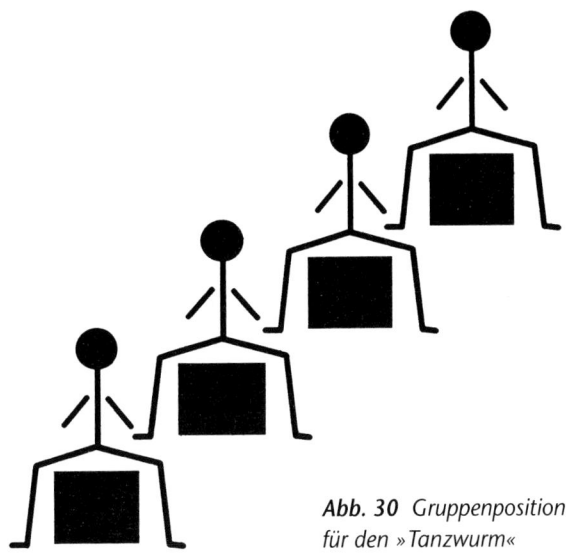

Abb. 30 *Gruppenposition für den »Tanzwurm«*

»TANZWURM«

Takt 1–8:   Jeder legt seine Hände auf die Schultern des Vordermannes. Achtmal wippen alle Oberkörper gleichzeitig nach vorn, achtmal zurück. Einmal wiederholen.

Takt 9–10:   Pause

Takt 11–18:   Von vorn, vgl. Takt 1–8.

Takt 19–26:   Im Takt die Schultern des Vordermannes massieren, dabei wippen alle Oberkörper gleichzeitig achtmal nach links, achtmal nach rechts. Einmal wiederholen.

Takt 27–34:   Im Takt auf die eigenen Schenkel klopfen.

Takt 35–38:   Pause, dann Beginn von vorn.

Ist das Tempo der Musik für mich geeignet? Sollte ich zwischendrin pausieren?

– Pulskontrolle.

Gymnastik (12–15 min)

Schwerpunkt: Lockerungsübungen

**Lockerungs-
übungen in der
Gymnastik**

Jeder Teilnehmer steht auf einer Matte. Wer möchte, zieht die Schuhe aus.

Ausschütteln der Beine und der Füße. Danach Anspannen des linken Beines bis in die Zehenspitzen, einige Sekunden halten (keine Preß-atmung!) und dann das Bein wieder auslockern. In sich hineinhorchen, wie sich das Bein und der Fuß anfühlen. Danach Üben mit dem rechten Bein.

Zehenspitze des linken Fußes aufsetzen. Mit der Ferse Kreise in beide Richtungen beschreiben. Danach Üben mit dem rechten Bein.

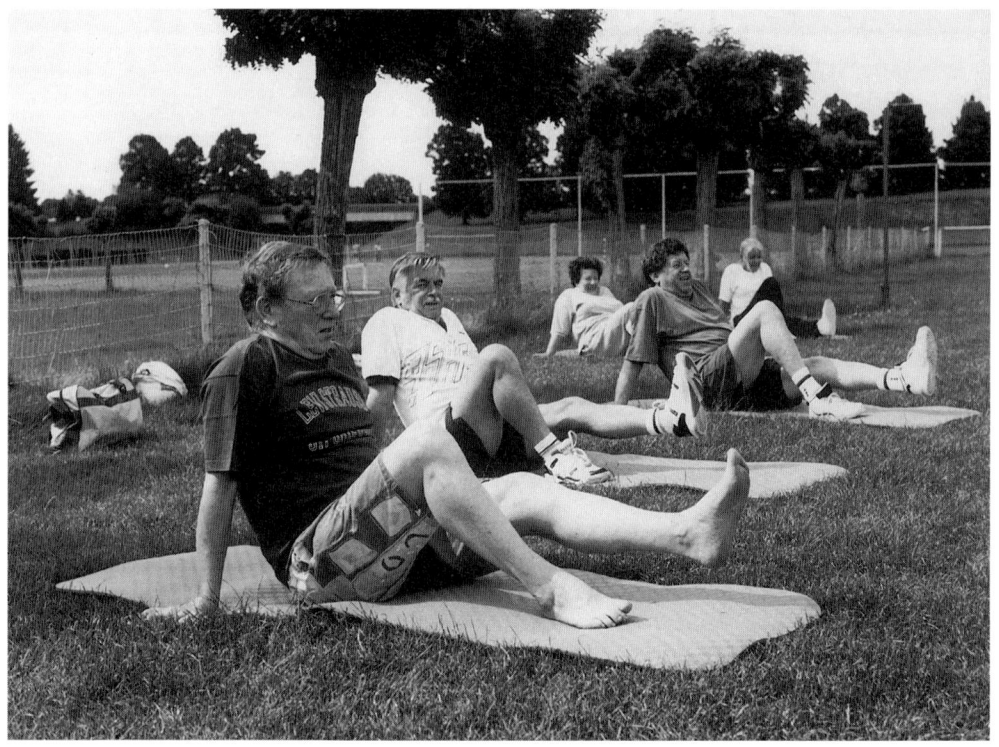

Abb. 31 *Beine anspannen – und dann die Empfindungen nachspüren*

Aktionsradius des Beckens erkunden, durch lockere Bewegungen in die individuell möglichen Richtungen.

Wechsel zwischen Rundrücken (Schultern vorn zusammenziehen, Kopf zur Brust) und aufrechtem Rücken (Schultern wieder nach hinten ziehen, Kinn zur Brust).

Welcher Atemrhythmus harmonisiert am besten mit dieser Übung?

Arme locker pendeln lassen und schwingen. Danach Anspannen des linken Armes bis in die Fingerspitzen, einige Sekunden halten (keine Preßatmung!) und dann den Arm wieder auslockern. In sich hineinhorchen, wie sich der Arm und die Hand anfühlen. Danach Üben mit dem rechten Arm.

Wer möchte, schließt die Augen. Bei sich selbst zu erkunden versuchen, wo noch eine Auslockerung gut täte. Dazu eine passende Übung überlegen und ausführen.

Ausdauerbelastung (12–15 min)

Ausdauer

Gehen oder Laufen (Grundsätze s. 6.4).

– Pulskontrolle während und am Schluß der Ausdauerbelastung.

Entspannung (15–20 min)

Entspannung

Jeder Teilnehmer liegt auf einer Matte.

Musikunterlegte Entspannungsszene »Sommerwiese« (s. 6.8.1).

Gespräch (15–20 min)

Gespräch

Themenvorschlag: Freizeitgestaltung und Hobbies nach überstandenem Infarkt.

Verabschiedung

7.3 Stundenbild »Gerätebahn«

Stundenziel: Erweiterung der Körperwahrnehmung, Verbesserung der Geschicklichkeit.

Material: Pro Person eine Matte; eine Weichbodenmatte (nur, wenn Teilnehmer vorhanden sind, die genügend belastbar sind, um diese Matte zu schieben), vier Kleinkästen, ein großer rollbarer Kasten, zwei Langbänke, ein Tau, drei Therapiekreisel, zehn Bierfilze.

Begrüßung

Erwärmung (5–7 min)

Sechs Matten liegen verstreut in der Halle.

Gehformen   »INSELN«

Auf Musik kreuz und quer in der Halle umhergehen. Wenn die Musik stoppt, finden sich auf den Matten–»Inseln« Personen mit jeweils einem gleichen Merkmal, das der Übungsleiter zuruft. Wenn die Musik wieder einsetzt, trennen sich die Gruppen wieder. Auflage dabei: Bei der Gruppenfindung soll nicht gesprochen werden. Mögliche Merkmale:
- gleiche Sockenfarbe
- gleiche Körpergröße
- gleiche Schuhgröße
- gleiche Handgröße
- gleiche Augenfarbe
- gleiches Sternzeichen.

Drei Matten sind immer mit einer Person besetzt.

»GLEICH UND GLEICH«

Die Personen, die nicht auf einer Matte stehen, gehen kreuz und quer in der Halle umher. Dabei versuchen, irgendeine Gemeinsamkeit mit einer Person auf der Matte zu entdecken. Ist dies der Fall, auf die Matte mit hinaufgehen und die Gemeinsamkeit der Person auf der Matte mitteilen. Ist sie damit einverstanden, verläßt sie die Matte und überläßt sie dem, der die Gemeinsamkeit gefunden hat.

- Pulskontrolle.

Haupt–Übungsteil (15–20 min)

Es stehen bereit: **Gerätebahn**

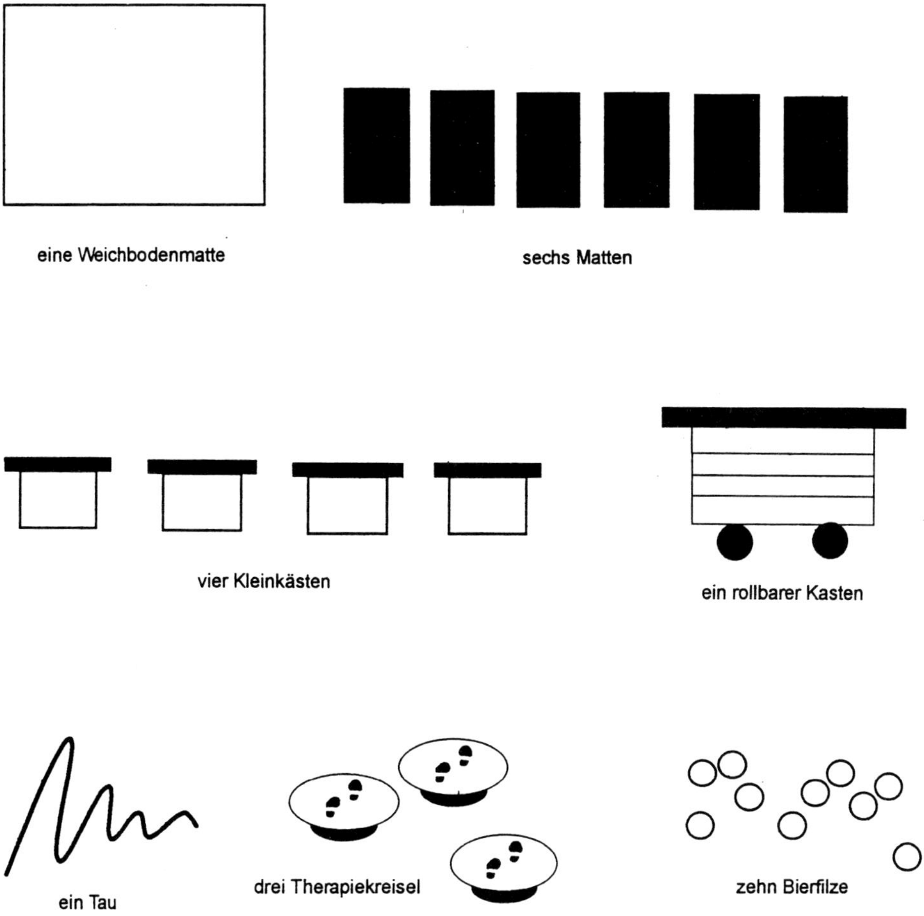

eine Weichbodenmatte   sechs Matten

vier Kleinkästen   ein rollbarer Kasten

ein Tau   drei Therapiekreisel   zehn Bierfilze

Abb. 32 Die Hilfsmittel für die Erstellung einer Gerätebahn

Mit den bereitstehenden Geräten sollen die Teilnehmer in Zusammenarbeit eine Gerätebahn bauen. Auflage dabei: sie soll für alle Teilnehmer gefahrlos überwindbar sein (ggf. mit Hilfestellung).

Welche Geräte kann ich tragen, welche sind mir zu schwer? Welche besonders spannenden oder auffordernden Eigenschaften haben die einzelnen Geräte, die man beim Aufbau der Bahn zur Wirkung kommen lassen sollte?

Nach Fertigstellung der Bahn: Gemeinsame Besichtigung und Erprobung der Bahn (partnerweise, um ggf. Hilfestellung leisten zu können).

Experimentieren, auf welche verschiedenen Arten man die Bahn durchlaufen kann (z.B. barfuß, teilweise mit geschlossenen Augen und Partnerführung usw.).

Besprechung der gesammelten Erfahrungen: Welche Wahrnehmungen und Gefühle haben sich eingestellt? Was hat gut getan? Was war schwierig, ungünstig oder hat keinen Spaß gemacht? Fühlt sich jemand überfordert?

Gymnastik (12–15 min)
Schwerpunkt: Dehnungsübungen

Dehnungsübungen in der Gymnastik

Mit langsamen, großen Schritten die persönliche Dehnungsfähigkeit der Beine erkunden.

In selbstbestimmter Schrittstellung bleiben. Versuchen, die Dehnung zu intensivieren, soweit es gut tut, dabei ruhig und tief atmen und sich auf die Wahrnehmungen konzentrieren. Danach Schrittwechsel.

Beine in selbstbestimmter Weite grätschen. Rechtes Knie beugen und dadurch die Innenseite des linken Beines dehnen, soweit es gut tut, dabei ruhig und tief atmen und sich auf die Wahrnehmungen konzentrieren. Danach Dehnen der Innenseite des rechten Beins.

Mit dem Becken in langsamen, dehnenden Bewegungen gemäß der individuellen Möglichkeiten spielen. Versuchen, die persönlichen Grenzen zu finden.

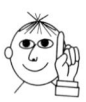

Was bewirken diese intensiven Beckenbewegungen an anderen Körperstellen?

»GLASKUGEL«

Die Teilnehmer stellen sich vor, innerhalb einer extrem zerbrechlichen Glaskugel zu stehen. Diese imaginäre Kugel sollen sie von innen durch die Bewegung von Armen und Beinen bewegen. Die Glaskugelwände sind nur mit weit gestreckten Armen erreichbar.

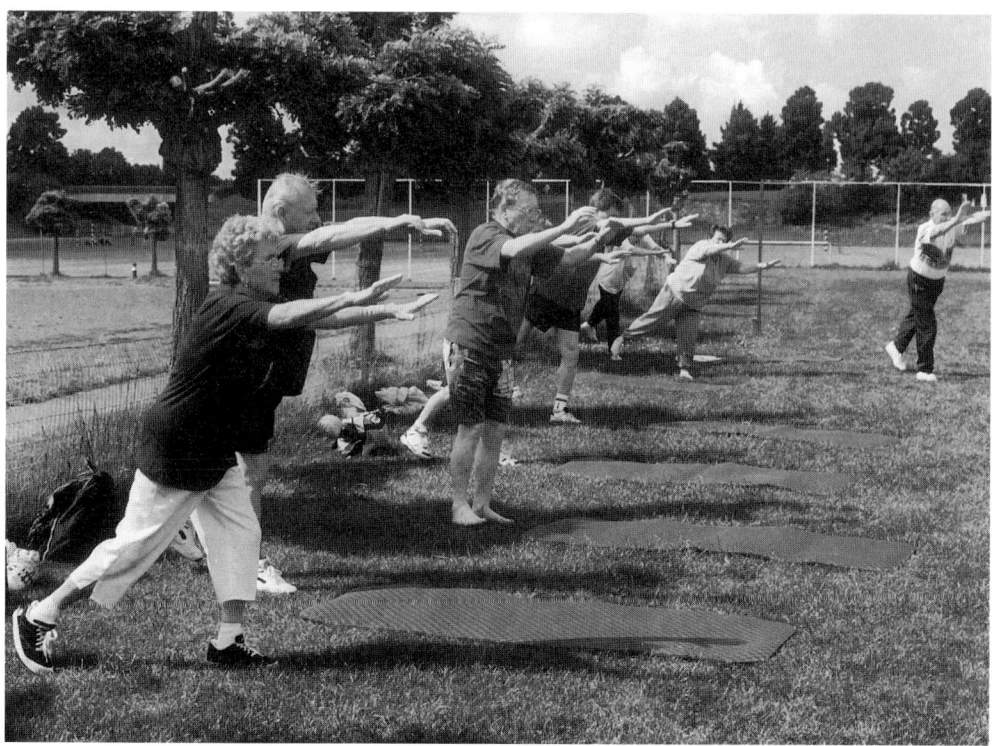

Abb. 33 *Wie in einer Glaskugel stehen*

»FLASCHENZUG«

Die Teilnehmer stellen sich vor, mit ihren Händen an einem Flaschenzugseil zu hängen, ohne daß die Füße den Boden berühren. Versuchen zu imitieren, wie der Körper in dieser intensiven Streckung baumelt.

»SCHENKEN«

Arme in Seithalte, die Handflächen zeigen nach oben. Die Teilnehmer stellen sich vor, sie haben jeweils für ihren links und rechts stehenden Nachbarn ein Geschenk auf ihrer Handfläche liegen, das sie ihm reichen möchten, obwohl er nicht in greifbarer Nähe steht.

Ausdauer   **Ausdauerbelastung** (12–15 min)

Gehen oder Laufen (Grundsätze s. 6.4).

– Pulskontrolle während und am Schluß der Ausdauerbelastung.

Entspannung (15–20 min)

Entspannung   Jeder Teilnehmer liegt auf einer Matte.

Musikunterlegte Entspannungsszene »Sommerwiese« (s. 6.8.1).

Gespräch   **Gespräch** (15–20 min)

Themenvorschlag: Versteckte physische und psychische Belastungen im Alltag.

Verabschiedung

7.4 Stundenbild »Greifen und (Wäsche-)Klammern«

Stundenziel: Verbesserung der Koordination, Bewußtmachen des umsichtigen Umgangs mit sich und anderen.

Material: Pro Person eine Matte und zwei Wäscheklammern.

Begrüßung

Erwärmung (5–7 min)

Gehformen

»ABHAKEN«

Auf Musik paarweise eingehakt kreuz und quer in der Halle umhergehen. Eine Person geht ohne Partner. Die einzelne Person hakt sich bei einem beliebigen Paar auf einer Seite ein. Dies bedeutet für den Partner auf der anderen Seite, daß er sich abhaken soll und nun seinerseits ein neues Paar sucht, usw..

»FESTKLEBEN«

Auf Musik paarweise kreuz und quer in der Halle umhergehen. Die Paare sind nun aber nicht eingehakt, sondern »kleben« mit ihren Händen irgendwo am Körper des Partners. Eine Person geht ohne Partner. Die einzelne Person »klebt« sich bei einem beliebigen Paar bei einem der beiden Partner irgendwo mit der Hand fest. Dies bedeutet für den Partner auf der anderen Seite, daß er sich ablösen soll und nun seinerseits ein neues Paar sucht, usw..

Welche »Klebepositionen« kann ich mir während des Gehens zumuten? Wo möchte ich nicht, daß jemand an mir »festklebt«? Wo könnte es für andere unangenehm sein?

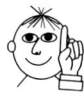

– Pulskontrolle.

Haupt-Übungsteil (15–20 min)

Jeder Teilnehmer hat irgendwo an seiner Kleidung eine Wäscheklammer stecken.

Greifen und (Wäsche-)Klammern

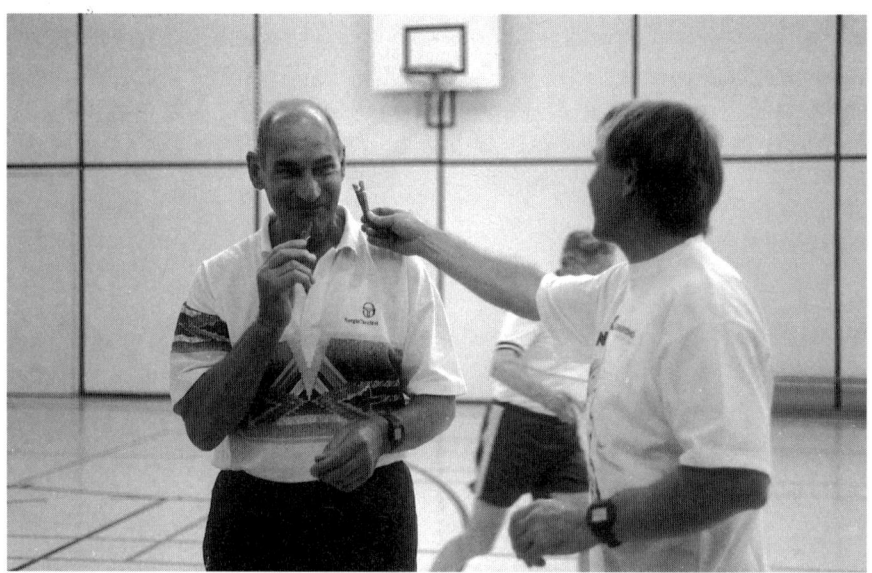

Abb. 34 »Eine Klammer für Dich«

»KLAMMERTAUSCH«

Kreuz und quer in der Halle umhergehen. Im Begegnen tauschen immer jeweils zwei Partner ihre Klammern dadurch aus, daß sie sie sich gegenseitig irgendwo an die Kleidung stecken.

Jeder Teilnehmer trägt seine Wäscheklammer in der Hand.

»FARBIGE GRUPPEN«

Auf Musik kreuz und quer umhergehen. Wenn die Musik stoppt, bilden sich, je nach Zuruf des Übungsleiters, durch Festklammern an der Kleidung entweder gehende Gruppen
– mit nur gleichfarbigen Klammern oder
– mit nur verschiedenfarbigen Klammern.

»KLAMMERSCHLANGEN«

Drei bis vier Personen klammern sich hintereinander mit ihrer Wäscheklammer, die sie in der Hand halten, irgendwo an der Kleidung fest.

Wenn man eine andere Position einnehmen möchte, kündigt man dies an, klammert sich los und »befestigt« sich auf die gewünschte Art und Weise an einer anderen Schlange.

Welche Körperposition ist für mich mit der Fortbewegung gut vereinbar? Wo ist es einem Partner unangenehm, wenn ich mich dort festklammere bzw., wo möchte ich es bei mir nicht?

Jede Person hat zwei Wäscheklammern an ihrem Hemd befestigt.

»BROSCHEN VERSCHENKEN«

Im abgegrenzten Feld versuchen die Teilnehmer, ihre eigenen Klammern (»Broschen«) bei anderen an der Kleidung festzustecken und gleichzeitig zu verhindern, daß ihnen selbst neue angesteckt werden. Auflage dabei: Nur gehend fortbewegen, keine schnellen Antritte.

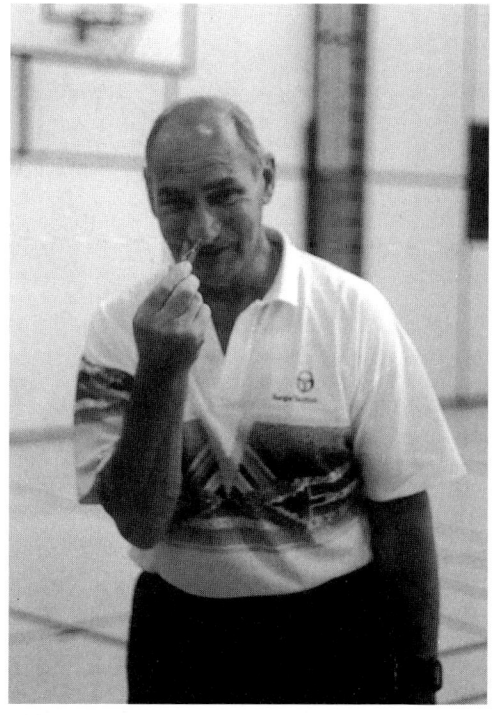

Abb. 35 Nasen sind für das Anklammern tabu!

Welches Gehtempo ist für mich geeignet? Welche Grenze darf ich nicht überschreiten?

– Pulskontrolle.

Die Teilnehmer stehen im Kreis, zwei gegenüberstehende Personen haben eine Wäscheklammer in der Hand.

»ZECKE UND FLOH«

Im Kreis wird eine Wäschklammer von Person zu Person an selbstbestimmten Stellen an der Kleidung festgesteckt (»Zecke«), die andere wird in der entgegengesetzten Richtung von Person zu Person im Bogen geworfen (»Floh«). Ziel dabei: Die Klammern sollen möglichst nicht herunterfallen.

Variationen:

– mehrere »Zecken« und »Flöhe« hinzukommen lassen
– wenn jemand »hui« ruft, bewegen sich sämtliche »Zecken« und »Flöhe« in die entgegengesetzte Richtung.

Gymnastik (12–15 min)

Schwerpunkt: Greifbewegungen

Greifbewegungen in der Gymnastik In der Halle umhergehen und mit beiden Händen alle möglichen Gegenstände ergreifen. Dabei auf eine ruhige, gleichmäßige Atmung achten.

 Wie fest und wie vorsichtig kann ich überhaupt zugreifen? Ist dabei ein Unterschied zwischen linker und rechter Hand?

Im Stand die Hände abwechselnd aktiv zur festen Faust schließen und die Finger weit spreizen. Danach die Empfindungen nachspüren. Handwechsel.

Eine Hand bleibt passiv und wird durch die andere fest zur Faust geschlossen und weit gespreizt. Danach die Empfindungen in beiden Händen nachspüren. Handwechsel.

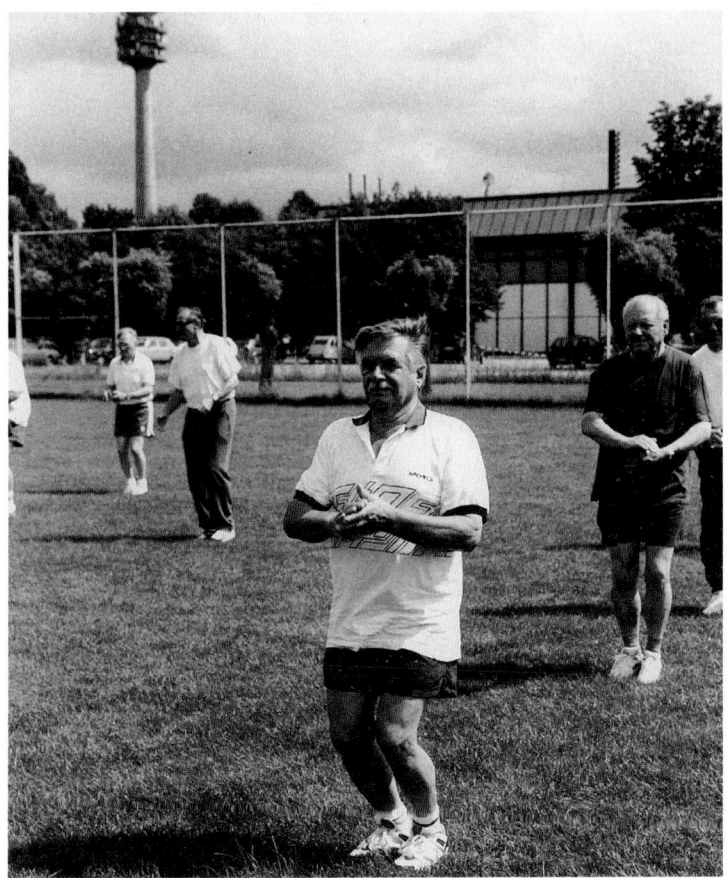

Abb. 36 *Eine Hand bearbeitet die andere*

Nacheinander die Finger zur Faust schließen und diese Finger für Finger wieder öffen.

Den eigenen Körper abgreifen, wo und so fest man möchte.

Versuchen, soweit möglich, nur den Rücken abzugreifen.

Jede Person steht auf einer Matte. Wer möchte, zieht die Schuhe aus.

In der Halle umhergehen und mit beiden Füßen alle möglichen Gegenstände ergreifen. Dabei auf eine ruhige, gleichmäßige Atmung achten.

Wie fest und wie vorsichtig kann ich mit meinen Füßen zugreifen? Ist dabei ein Unterschied zwischen linkem und rechtem Fuß?

Teilnehmer sitzen auf ihrer Matte.

Die Zehen abwechselnd aktiv fest zusammenkrallen und weit spreizen. Danach die Empfindungen nachspüren.

Mit der Hand die Zehen passiv zusammenkrallen und weit spreizen. Danach die Empfindungen in den Füßen nachspüren.

Versuchen, den Rand der Matte ringsum mit den Zehen zu ergreifen, die Füße also greifend am Rand entlang wandern zu lassen. In beide Richtungen üben.

Ausdauerbelastung (12–15 min)

Ausdauer | Gehen oder Laufen (Grundsätze s. 6.4).

– Pulskontrolle während und am Schluß der Ausdauerbelastung.

Entspannung (15–20 min)

Entspannung | Jeder Teilnehmer liegt auf einer Matte.

Musikunterlegte Entspannungsszene »Sommerwiese« (s. 6.8.1).

Gespräch (15–20 min)

Gespräch | Themenvorschlag: Erfahrungsaustausch: Veränderungen im Freundes- und Bekanntenkreis nach dem Infarkt.

Verabschiedung

7.5 Stundenbild »Geschicklichkeit mit Bierfilzen«

Stundenziel: Verbesserung der Koordination, Anregung der Phantasie.
Material: Pro Person eine Matte und drei Bierfilze.

Begrüßung

Erwärmung (5–7 min)

»GYMNASTIK-POOL«

De Teilnehmer befinden sich in der Mitte der Halle in einem begrenzten Feld (»Pool«). Jeder überlegt sich eine »sanfte« Gymnastikübung zum Erwärmen. Danach eine Runde in der Halle im individuell bestimmten Tempo gehen und wieder in den »Pool« zurückkehren und eine neue Übung überlegen, usw..

Paarweise zusammengehen und sich im »Pool« eine Partnerübung überlegen. Zu zweit eine Runde gehen (jeder im individuell bestimmten Tempo) und wieder in den »Pool« zurückkehren und eine neue Partnerübung überlegen, usw..

Was kann ich dabei mir, aber auch dem Partner zumuten?

– Pulskontrolle.

Haupt-Übungsteil (15–20 min)

Jeder Teilnehmer hat einen oder zwei Bierfilze in der Hand (persönliche Entscheidung).

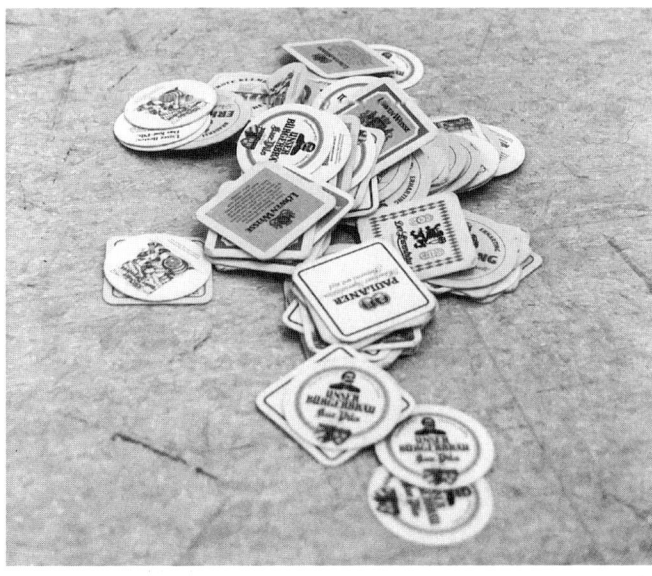

Abb. 37 Bierfilze – nicht nur als Getränkeuntersatz zu gebrauchen!

Experimentieren, was mit diesen Bierfilzen alles gemacht werden kann.

Wer möchte, stellt seine Übungs–Ideen mit den Bierfilzen vor. Die anderen Teilnehmer nehmen die Formen, die ihnen für sie persönlich passend erscheinen, auf.

Paarweise zusammengehen. Jeder bringt seine beiden Bierfilze mit. Experimentieren, was zu zweit mit diesen Bierfilzen gemacht werden kann.

Die Paare, die möchten, stellen ihre Übungs–Ideen mit den Bierfilzen vor. Die anderen Paare nehmen die Formen, die ihnen nach Absprache mit dem Partner für sie passend erscheinen, auf.

– Pulskontrolle.

Im Umhergehen zunächst einen, dann zwei Bierfilze transportieren. Auflage dabei: Hände und Arme nicht benützen.

Kreisaufstellung. Jeder Teilnehmer hat drei Bierfilze: Einen auf dem Kopf, je einen auf jeder Schulter.

»TELLER BALANCIEREN«

Die Teilnehmer stellen sich vor, die Bierfilze wären wertvolle Teller, die möglichst nicht von Kopf und Schultern herunterfallen sollen. Einer nach dem anderen geht im Slalom um die anderen Personen im Kreis herum.

Variation:

– während des Balancierens nur auf den beiden Schultern je einen Bierfilz auflegen und den dritten dabei abwechselnd hochwerfen und fangen.

Kreisaufstellung. Jeder Teilnehmer hat in jeder Hand einen Bierfilz.

»FLIEGENDE UNTERTASSEN«

Ein Bierfilz (»Untertasse«) wird im Kreis jeweils zum Nachbarn geworfen. Gefangen werden soll die »Untertasse« durch ein Zusammenklatschen der beiden Bierfilze, die jeder in den Händen hat.

Variation:

– mehrere »Untertassen« hinzukommen lassen.

96

Gymnastik (12–15 min)

Schwerpunkt: Koordinationsübungen

»LANGSAMER HAMPELMANN«

Arme seitlich nach oben führen und gleichzeitig ein Bein zur Seite ausstellen (ähnlich dem Hampelmann, an dessen Schnur zwischen den
Beinen man zieht). Danach Arme wieder senken und Bein wieder an-
stellen (die »Schnur« wird wieder losgelassen) usw., jedoch Beine beim
seitlichen Ausstellen abwechseln.

Koordinations-
übungen in der
Gymnastik

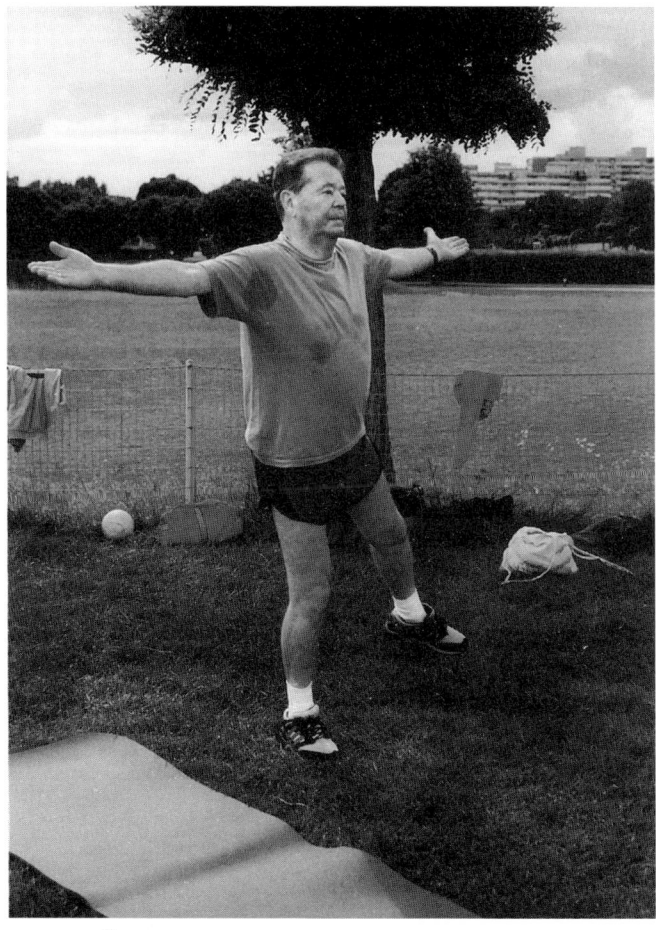

Abb. 38 Übung »Langsamer Hampelmann«

Gehen am Ort und den Rhythmus möglichst beibehalten. Dazu eine Handbewegung erfinden, die einem anderen Rhythmus folgt.

Einen Arm vorwärts, den anderen rückwärts kreisen lassen.

Abwechselnd die Zehenspitzen hochziehen und dazu jeweils den Arm der selben Körperseite seitlich abspreizen.

Becken kreisen lassen und dazu die Arme schwingen.

Partnerweise zusammengehen und dem Partner eine Aufgabe stellen, bei der er Arm- und Beinbewegung ungewohnt koordinieren muß. Danach Aufgabenwechsel. Im Anschluß daran gehen neue Partner zusammen.

 Was kann man dem Partner von seiner Belastbarkeit und seiner Konstitution her zumuten und was nicht?

Immer vor dem Partnerwechsel stellen die Paare, die möchten, ihre gefundenen Aufgaben vor. Die anderen Paare nehmen die Formen, die ihnen nach Absprache mit dem Partner für sie passend erscheinen, auf.

– Pulskontrolle.

Ausdauerbelastung (12–15 min)

Ausdauer Gehen oder Laufen (Grundsätze s. 6.4).

– Pulskontrolle während und am Schluß der Ausdauerbelastung.

Entspannung (15–20 min)

Entspannung Jeder Teilnehmer liegt auf einer Matte.

Musikunterlegte Entspannungsszene »Sommerwiese« (s. 6.8.1).

Gespräch (15–20 min)

Gespräch Themenvorschlag: Partnerschaftliche Probleme nach dem Infarkt.

Verabschiedung

7.6 Stundenbild »Zielen«

Stundenziel: Verbesserung der Zielmotorik und des gezielten Krafteinsatzes.
Material: Vier Hütchen, zwölf Kegel, sechs Tennisbälle, drei kleine Soft-Bälle, sechs Bälle aus geknülltem Zeitungspapier, vier Gymnastik-Bälle, vier Luftballons, ein umgedrehtes Kastenoberteil, ggf. zwei Basketballkörbe; pro Person eine Matte.

Begrüßung

Erwärmung (5–7 min)

»SCHLANKE LINIE«   **Gehformen**
Die Teilnehmer gehen auf den Spielfeldlinien der Halle.

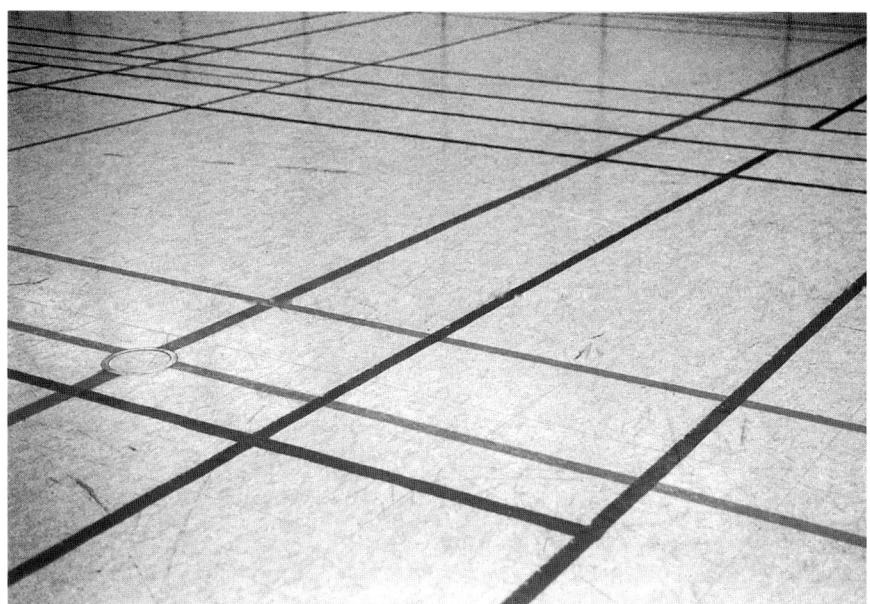

Abb. 39 Welche Linie darf es sein?

Sich beim Kreuzen mit anderen Personen eine Lösung überlegen, um aneinandervorbeizukommen, ohne die Linie zu verlassen.

Variationen:
- dabei rückwärts gehen
- dabei seitwärts gehen
- dabei paarweise hintereinander gehen (Hände des Hintermanns auf den Schultern des Vordermanns).

»KEIN TREFF«

Die Teilnehmer gehen auf den Spielfeldlinien der Halle. Dabei versuchen, möglichst lange zu gehen, ohne jemanden zu kreuzen. Treffen sich trotzdem zwei Personen, hängen sie zusammen (Hände des Hintermanns auf den Schultern des Vordermanns) und versuchen jetzt, möglichst viele Glieder durch Kreuzen zu bekommen.
- Pulskontrolle.

Haupt-Übungsteil (15–20 min)

Zielen Es stehen neben zwei Basketballkörben folgende Geräte bereit:

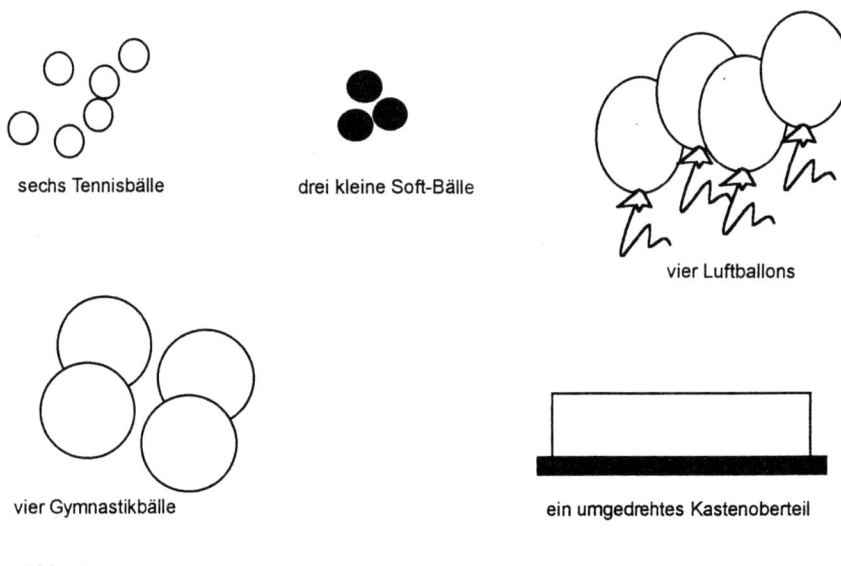

sechs Tennisbälle   drei kleine Soft-Bälle   vier Luftballons

vier Gymnastikbälle   ein umgedrehtes Kastenoberteil

Abb. 40a

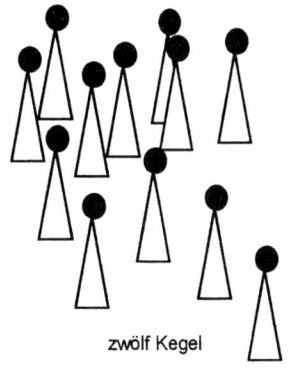

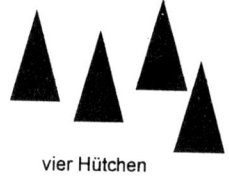

vier Hütchen

zwölf Kegel

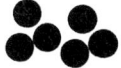

Abb. 40b

sechs Bälle aus geknülltem Zeitungspapier

Abb. 40a–b Geräte zur Ausführung der verschiedenen Zielübungen

Mit den bereitstehenden Geräten sollen die Teilnehmer in Zusammenarbeit verschiedene Stationen zusammenstellen, bei denen man mit
den verschiedenen Bällen jeweils auf etwas zielen muß.

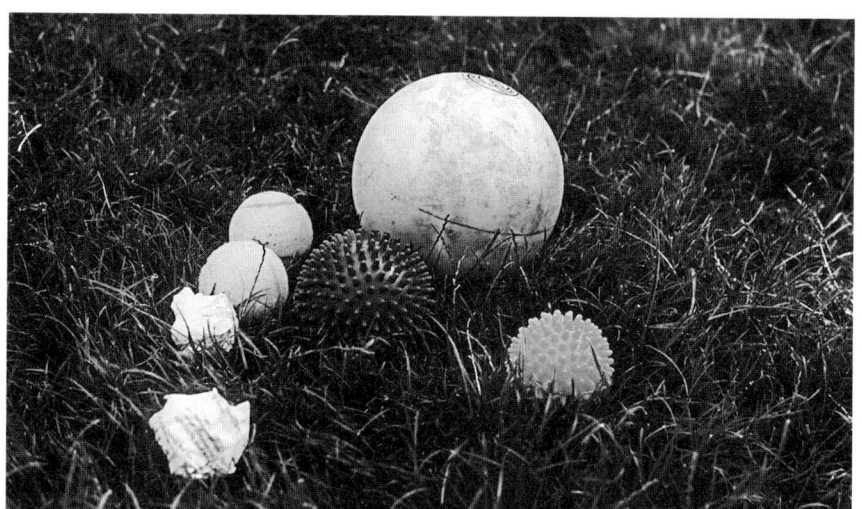

Abb. 41 Ganz verschiedene Bälle können zum Einsatz kommen

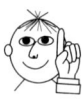 *Wie nützt man den Platz der Halle am besten aus, um Stationen mit kleinerer und auch größerer Entfernung zum Ziel unterzubringen? Welche besonderen Eigenschaften der unterschiedlichen Bälle sollen jeweils an den verschiedenen Stationen mitausgenützt werden?*

Nach Fertigstellung der Stationen: Gemeinsame Besichtigung und individuelle Erprobung der einzelnen Stationen.

 Welche Stationen kann ich gut bewältigen, welche sind mir zu schwierig?

Wer möchte, sucht sich durch direktes Ansprechen einen Partner und spielt an selbst ausgesuchten Stationen mit ihm um eine höhere Trefferzahl.

 Welcher Teilnehmer hat ungefähr das gleiche Könnensniveau wie ich? Möchte ich überhaupt um Punkte spielen oder bleibe ich lieber für mich?

– Pulskontrolle.

Gymnastik (12–15 min)

Übungen für Hals und Schulter

Schwerpunkt: Übungen für Hals und Schulter

Versuchen, die Halsmuskeln durch vorsichtige Kopfbewegungen zu erspüren.

 Wo tut es gut? Wo ist dies eher unangenehm?

Alle individuell möglichen Kopfbewegungen erkunden.

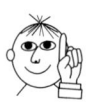 *Welche Bewegung tut mir gut? Welche ist eher unangenehm?*

Kopf so weit als möglich zur Brust ziehen. In dieser Position verbleiben, solange es gut tut. Dabei ruhig und gleichmäßig atmen und sich auf die Empfindungen dabei konzentrieren. Danach gleiche Übung mit Seitwärtsneigung des Kopfes nach links und rechts.

Wie vorher, jedoch tasten die Hände nun in der Dehnungsposition die jeweils gedehnte Muskulatur ab bzw. massieren sie, wenn dies als angenehm empfunden wird.

Die Teilnehmer stellen sich vor, an ihrem Scheitel ist eine Schnur befestigt, die den Kopf abwechselnd nach oben zieht und absinken läßt.

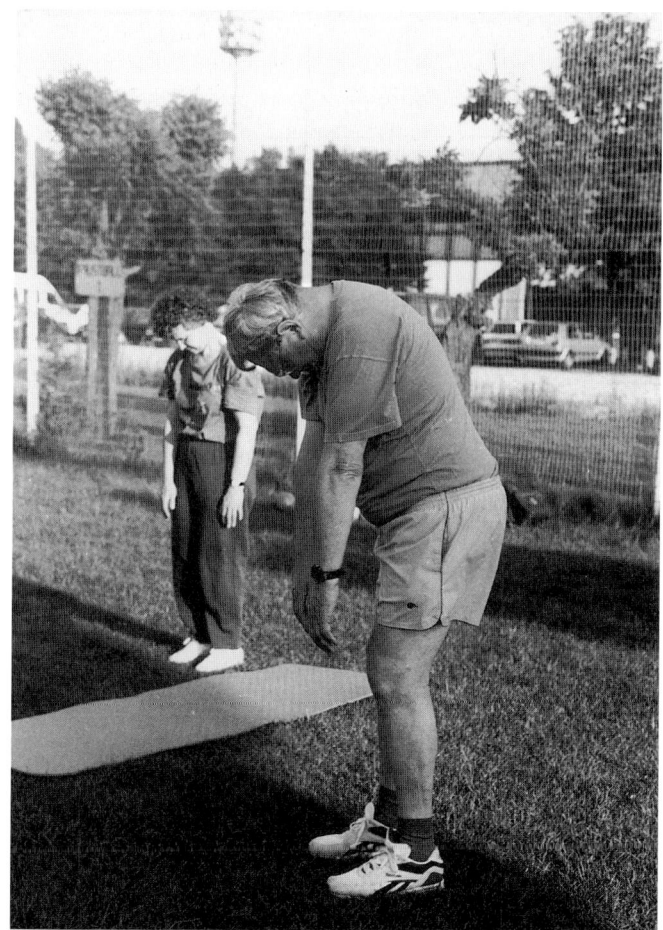

Abb. 42 Die »Schnur« läßt den Kopf absinken

Dementsprechend bewegen und sich dabei auf die begleitenden Wahrnehmungen konzentrieren.

Versuchen, die Muskulatur, die sich im Schulterbereich befindet, durch kleine Bewegungen zu erspüren.

Wo tut es gut? Wo ist dies eher unangenehm?

Alle individuell möglichen Kopfbewegungen erkunden.

Welche Bewegung tut mir gut? Welche ist eher unangenehm?

Versuchen, Schulter und Arme so locker wie möglich zu lassen und sie ins »Schlenkern« zu bringen. Danach Schulter und Arme so angespannt wie möglich halten (keine Preßatmung!) und sie ebenso versuchen ins »Schlenkern« zu bringen. Wieder locker lassen und nachspüren.

Beide Schultern nach vorn, anschließend nach hinten kreisen und sich darauf konzentrieren, ob sich die Wahrnehmungen in den beiden Schultern unterscheiden.

Durch Körperbewegung versuchen, die Schultern auszuschütteln, die ihrerseits völlig passiv bleiben.

Ausdauer   **Ausdauerbelastung** (12–15 min)

Gehen oder Laufen (Grundsätze siehe 6.4).

– Pulskontrolle während und am Schluß der Ausdauerbelastung.

Entspannung   **Entspannung** (15–20 min)

Jeder Teilnehmer liegt auf einer Matte.

Musikunterlegte Entspannungsszene »Sommerwiese« (s. 6.8.1).

Gespräch   **Gespräch** (15–20 min)

Themenvorschlag: Körperliche Belastung und medikamentöse Behandlung.

Verabschiedung

Stundenreihe einer Übungs-gruppe

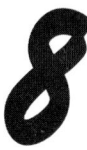

Die folgende Stundenreihe umfaßt sechs Einzelstunden. Sie sind verbunden durch das übergreifende Ziel »Rhythmusgefühl entwickeln«, das jeweils v. a. in den Haupt-Übungsteilen realisiert wird. Dieses Ziel vesteht sich als Beitrag zur individuellen Koordination und damit Bewegungsökonomisierung.

8.1 Stundenbild »Bewegungsbegleitung«

Material: Pro Person ein Hocker und eine Matte.

Begrüßung

Erwärmung (5–7 min)

»EINHAKEN«

Auf Musik kreuz und quer in der Halle umhergehen. Beim Begegnen eines anderen Teilnehmers sich bei diesem einhaken, zusammen einige Male im Kreis drehen und wieder verabschieden.

»MACHET AUF DAS TOR«

Auf Musik paarweise mit Handhaltung kreuz und quer in der Halle umhergehen. Wenn ein Paar einem anderen begegnet, macht ein Paar mit den Armen einen »Torbogen«, das andere geht darunter hindurch.

Wie schnell kann mein Partner gehen? Ist mir das Gehtempo meines Partners recht?

»PARTNERTAUSCH«

Auf Musik paarweise mit Handhaltung kreuz und quer in der Halle umhergehen. Wenn ein Paar einem anderen begegnet, bilden sich aus diesen beiden Paaren zwei neue.

Wie schnell kann mein Partner gehen? Ist mir das Gehtempo meines Partners recht?

– Pulskontrolle.

Bewegungs-begleitung

Haupt-Übungsteil (15–20 min)

Kreuz und quer in der Halle umhergehen. Den eigenen Gehrhythmus auf eine beliebige Art und Weise begleiten, z.B. durch klatschen, schnippen oder pfeifen.

Wer möchte, stellt seine Begleit-Ideen vor. Der Rest der Gruppe greift die Formen auf.

Welche Begleit-Formen gefallen mir gut? Welche sind davon für mich zur Nachahmung geeignet?

Partnerweise zusammengehen. Ein Partner gibt klatschend einen Rhythmus vor, der andere versucht, sich danach zu bewegen. Danach Aufgabenwechsel.

Welche Rhythmen und Tempi sind möglich? Welche sind davon für meinen Partner geeignet?

Zu zweit ein Lied singen oder pfeifen. Dazu klatschen und im Rhythmus gehen.

Welches Tempo ist sowohl für mich als auch für meinen Partner geeignet?

»Kleine Gruppenkomposition«:
Zwei Reihen (Gruppe A und Gruppe B) stehen sich im Abstand von ca. vier Metern gegenüber.

106

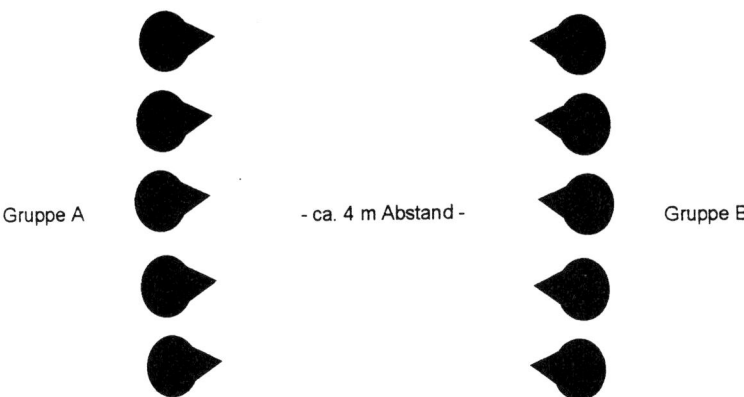

Abb. 43 *Aufstellung für die »Kleine Gruppenkomposition«*

Auf den Auftakt »und« beginnt folgende gemeinsame Abfolge:
– vier Schritte vorwärts, dazu klatschen
– vier Schritte am Ort, dazu schnippen
– vier Schritte rückwärts, dazu klatschen
– vier Schritte am Ort, dazu schnippen.

Ist das Tempo der Gruppe für mich geeignet, oder sollte ich lieber ein langsameres Tempo vorschlagen?

– Pulskontrolle.

»KLEINE GRUPPENKOMPOSITION IM KANON«

Wie vorher. Gruppe B setzt jedoch erst ein, wenn Gruppe A ihre ersten vier Schritte bereits hinter sich hat.

Ist das Tempo der Gruppe für mich geeignet, oder sollte ich lieber ein langsameres Tempo vorschlagen?

– Pulskontrolle.

107

Ist das vorgeklatschte Tempo für mich geeignet, oder sollte ich lieber ein langsameres Tempo vorschlagen? Brauche ich eine Pause?

– Pulskontrolle.

»KLATSCH-IMPROVISATIONEN«

Gruppe A und Gruppe B bewegen sich kreuz und quer in der Halle. Grundrhythmus ist ein 4/4 Takt. Gruppe A klatscht immer den ersten Schlag des 4/4 Taktes, Gruppe B improvisiert dazu eine passende »Klatsch-Melodie«. Danach Aufgabenwechsel.

Gymnastik (12–15 min)

Schwerpunkt: Hockergymnastik v. a für die Beine

Hockergymnastik v. a. für die Beine

Jeder Teilnehmer sitzt auf einem Hocker.

Experimentieren, inwiefern der Bodenkontakt mit den Füßen für ein stabiles Sitzen notwendig ist.

Beide Beine während des Sitzens in beliebiger Art in Bewegung halten. Danach die Arme zur Bewegung hinzunehmen.

Langsam aufstehen und wieder setzen. Die Teilnehmer stellen sich dabei vor, ein Faden sei an ihrem Scheitel befestigt, der sie hochzieht und wieder absinken läßt.

Mit den Händen den Hocker überall abfahren. Die Beine anheben, wenn sie an bestimmten Stellen im Weg sind.

»TWISTEN«

Ausgangsposition: Beine geöffnet, je eine Hand liegt auf dem zugehörigen Knie. Dann Knie schließen und dazu die Arme kreuzen, Knie öffnen und Armkreuzung wieder lösen, usw., ganz so, als würde man im Sitzen einen »Twist« tanzen.

Durch Umherrutschen auf dem Hocker ausprobieren, wo man auf dem Hocker überall sitzen kann, was dabei bequem und unbequem ist.

Im Sitzen einmal durch Seitanstellschritte um den Hocker kreisen, ohne dabei das Gesäß vom Hocker zu lösen. In beide Richtungen versuchen.

»PHARAO«

Ausgangsposition: Arme vor der Brust kreuzen wie ein »Pharao«, die Beine stehen angewinkelt. Dann die Hände zu den Knien führen und gleichzeitig die Beine strecken. Von vorn beginnen.

Variationen bei Unsicherheitsgefühl:

– nur jeweils ein Bein strecken
– Beine nicht anheben, sondern am Boden entlangschleifen.

»WACKELMANN«

Sämtliche Muskeln, soweit möglich, locker lassen und sich schütteln.

Ausdauerbelastung (12–15 min)   Ausdauer

Gehen oder Laufen (Grundsätze s. 6.4).

– Pulskontrolle während und am Schluß der Ausdauerbelastung.

Entspannung (15–20 min)   Entspannung

Jeder Teilnehmer liegt auf einer Matte.

Entspannung durch eine »Farbreise durch den Körper« (s. 6.8.2).

Gespräch (15–20 min)   Gesprach

Themenvorschlag: Rauchen – Risiken und Abgewöhnungsstrategien.

Verabschiedung

8.2 Stundenbild »Rhythmischer Tennisball«

Material: Pro Person zwei Tennisbälle und eine Matte.

Begrüßung

Erwärmung (5–7 min)

Gehformen   »KREATIVES GEHEN«

Auf Musik kreuz und quer umhergehen. Dabei verschiedene Geh- und Fortbewegungsformen erfinden.

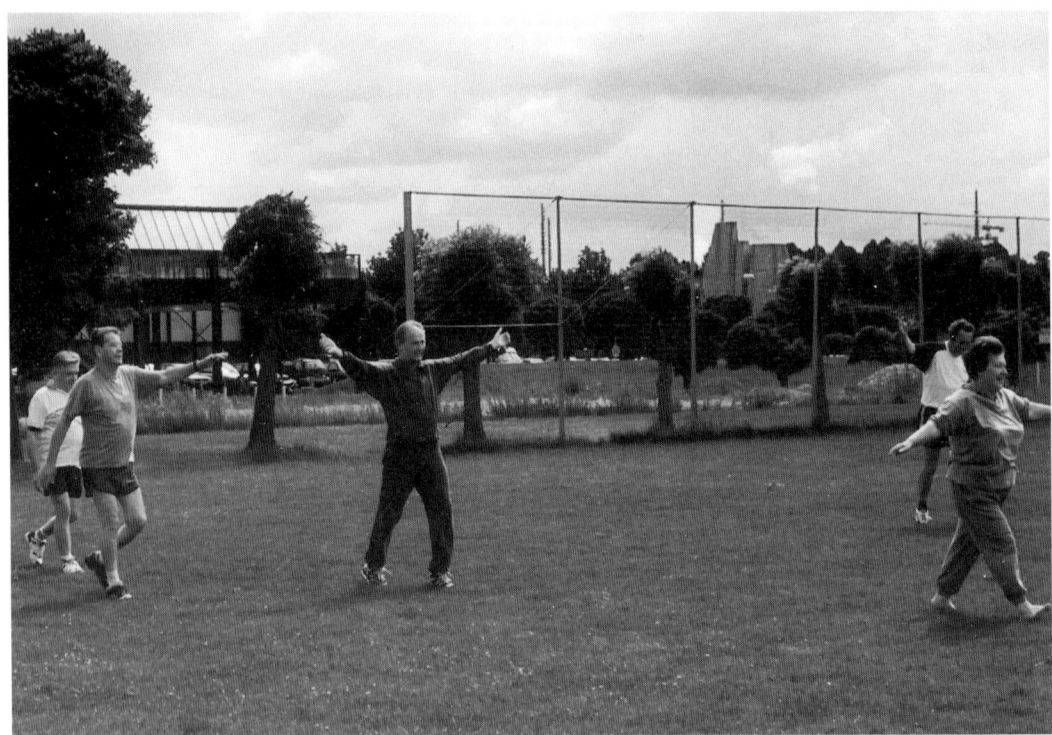

Abb. 44 Im Gehen kreativ sein

Welche Bewegungsformen entsprechen meiner Belastbarkeit, welche nicht?

»KREATIVES GEHEN UND BEGLEITEN«

Kreuz und quer umhergehen. Sich dabei zu den erfundenen Geh- und Fortbewegungsformen Bewegungsbegleitformen überlegen.

»KREATIVES ANSCHLIESSEN«

Wie vorher. Sich dabei jedoch hin und wieder einem anderen Teilnehmer in seiner Bewegungs- und Begleitidee anschließen und sich nach einiger Zeit wieder trennen.

Ist diese Bewegungsform und das Tempo des Partners für mich günstig oder eher nicht?

– Pulskontrolle.

Haupt-Übungsteil (15–20 min)

Jeder Teilnehmer hat einen Tennisball in der Hand.

Den Ball hochwerfen und mit der Wurfhand wieder fangen. Dabei versuchen, einen Rhythmus zu finden, der der individuellen Geschicklichkeit und Belastbarkeit entspricht. Dann Handwechsel.

Wie vorher, jedoch den Wurf von einer in die andere Hand ausführen.

Den Ball hochwerfen und mit der Wurfhand wieder fangen. Dabei zusätzlich versuchen, den Wurfrhythmus an den Gehrhythmus anzupassen.

Gehend den Tennisball im hohen Bogen über den Kopf in die andere Hand werfen. Dabei wieder versuchen, einen gleichen individuell geeigneten Wurf- und Gehrhythmus zu finden.

Die Teilnehmer erfinden selbständig eigene Wurfformen und versuchen, sie in individuellem Tempo an ihren Gehrhythmus anzupassen. Freiwillige stellen im Anschluß daran ihre erarbeiteten Varianten vor. Der Rest der Gruppe greift die vorgestellten Formen auf.

Welche Formen sind für mich passend, welche eignen sich nicht für mich?

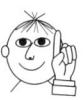

Paare stehen sich in Gassenaufstellung gegenüber und versuchen, verschiedene rhythmische Zuwurfformen oder Prellformen zu erfinden.

Was kann ich mir, v.a. bzgl. des Tempos, zumuten? Wie belastbar ist mein Partner? Passen wir von der Belastbarkeit gut zusammen, oder müssen wir kompromißbereit sein, um miteinander arbeiten zu können?

– Pulskontrolle.

Paare, die möchten, stellen ihre Ideen nacheinander vor. Die anderen Paare nehmen die vorgestellten Formen auf.

Ist die vorgestellte Form für mich geeignet, oder sollte ich lieber aussetzen?

Besprechung der gesammelten Erfahrungen: Was hat gut getan? Was war schwierig, ungünstig oder hat keinen Spaß gemacht? Fühlt sich jemand überfordert? Wie sind die Paare miteinander zurechtgekommen?

Gymnastik (12–15 min)

Schwerpunkt: rhythmische Übungen für den ganzen Körper, daher gilt für alle Übungen: Die Teilnehmer versuchen, alle Übungen rhythmisch durchzuführen. Das Tempo der Durchführung hängt von der individuellen Belastbarkeit ab und wird selbst bestimmt.

Rhythmische Übungen für den ganzen Körper

Möglichst aufrechter Sitz, die Beine sind dabei gebeugt. Abwechselnd linkes und rechtes Bein strecken und beugen.

Wie vorher, die Bewegung der Beine wird jedoch mit den Armen begleitet: Ist ein Bein gestreckt, so sind die Arme jeweils zur Seite geöffnet, sind beide Beine gebeugt, so sind die Arme vor der Brust gekreuzt.

Welcher Atemrhythmus ist bei dieser Übung für mich am günstigsten und tut mir gut?

Strecksitz, möglichst aufrechter Rücken. Versuchen, sich ausschließlich durch Schaukelbewegung des Beckens auf der Matte ein Stückchen vor und zurück zu bewegen.

Strecksitz, möglichst aufrechter Rücken, die Hände stützen sich leicht in Beckenhöhe am Boden ab. Das rechte Bein wird über das linke Bein gehoben und berührt dann mit der Zehenspitze den Fußboden. Rumpf dabei vorsichtig nach individuellen Möglichkeiten verwringen. Dann gegengleich üben.

Rückenlage mit angewinkelten Beinen. Knie abwechselnd nach links und nach rechts fallen lassen, dabei die Schulterblätter möglichst am

Boden halten. Wenn die Knie am Boden liegen, einige Atemzüge lang in sich hineinhören, was in dieser Position mit dem Körper passiert, und wie man dabei empfindet.

Rückenlage mit angewinkelten Beinen, Arme sind jeweils seitlich auf dem Boden ausgestreckt. Rechte Hand fährt langsam entlang des linken Armes in Richtung linke Hand. Dabei versuchen, das Becken am Boden zu halten. Dann Verwringung auflösen und gegengleich üben.

Stand. Vor dem Körper die Handaußenflächen bei gestreckten Armen zusammenführen, dabei Kopf zur Brust ziehen und ausatmen. Mit dem Einatmen Handflächen und Hände ausdrehen und Arme zur Seite ziehen, Kopf dabei aufrichten. Wer möchte, kann mit geschlossenen Augen üben und sich ganz auf seine Empfindungen konzentrieren.

Lockeres, entspannendes, federndes Gehen am Ort, Arme dabei locker mitschwingen.

– Pulskontrolle.

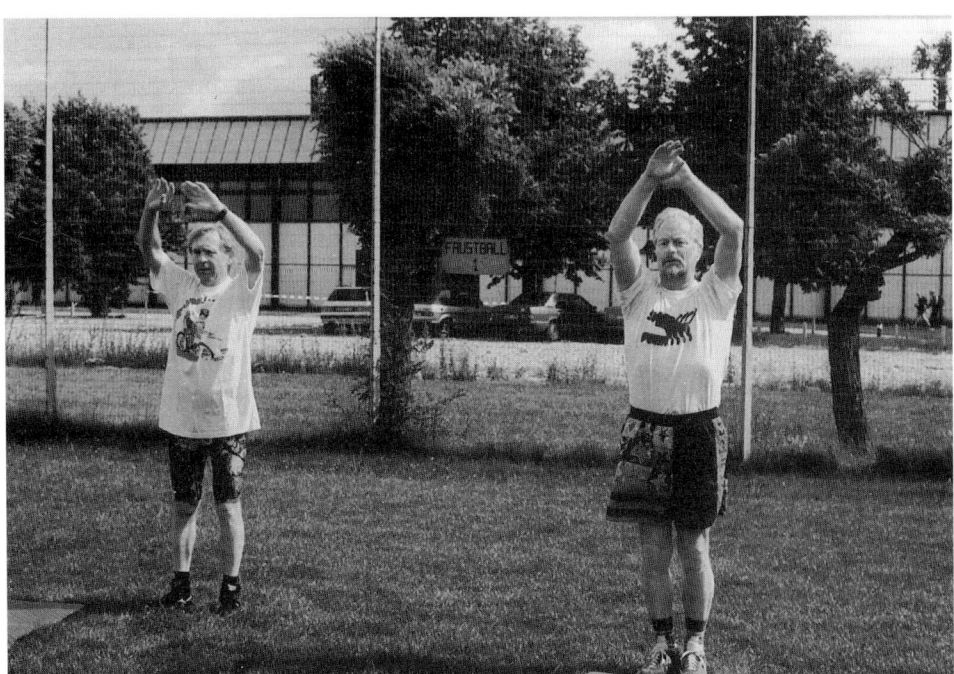

Abb. 45 *Locker ausschwingen und sich dabei wohl fühlen*

Ausdauer	**Ausdauerbelastung** (12–15 min)
	Gehen oder Laufen (Grundsätze s. 6.4).
	– Pulskontrolle während und am Schluß der Ausdauerbelastung.
Entspannung	**Entspannung** (15–20 min)
	Jeder Teilnehmer liegt auf einer Matte.
	Entspannung durch eine »Farbreise durch den Körper« (s. 6.8.2).
Gespräch	**Gespräch** (15–20 min)
	Themenvorschlag: Gesunde Ernährung.
	Verabschiedung

8.3 Stundenbild »Rhythmische Geschicklichkeit mit dem Ball«

Material: Pro Person ein Gymnastikball und eine Matte.

Begrüßung

Erwärmung (5–7 min)

Erwärmung mit Ball   Jeder Teilnehmer hat einen Gymnastikball.

»RÜHRIGES PRELLEN«

Ball prellend in der Halle umhergehen. Dabei versuchen, möglichst den ganzen Körper in Bewegung zu halten (z. B. durch gleichzeitiges Kreisen des freien Arms oder durch gleichzeitige Beckenbewegungen).

Es sind 3–4 Gymnastikbälle im Umlauf.

»ZUWURF AUF ZURUF«

Die Teilnehmer gehen kreuz und quer umher. Diejenigen, die einen Ball in der Hand haben, rufen den Namen dessen, dem sie den Ball zuwerfen möchten, stellen Blickkontakt mit dem beabsichtigten Fänger her und werfen den Ball dann ab, usw..

Variation:

– der Fänger ruft dabei zusätzlich den Namen des Werfers.

– Pulskontrolle.

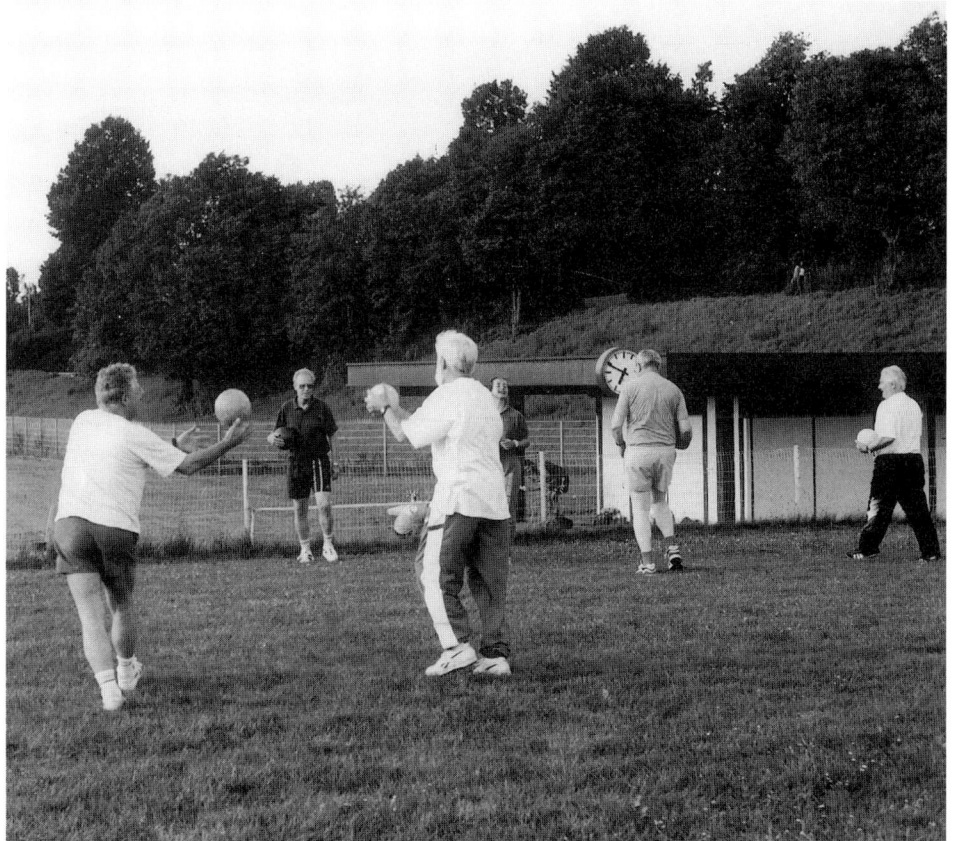

Abb. 46 *Einander Bälle zuwerfen*

Haupt-Übungsteil (15–20 min)

Jeder Teilnehmer hat einen Gymnastikball in der Hand.

Rhythmische Geschicklichkeit mit dem Ball Ball prellend in der Halle umhergehen. Dabei versuchen, verschiedene dazu passende rhythmische Bewegungsformen zu finden (auf jeden zweiten Schritt einmal prellen).

Variation:
- auf jeden Schritt einmal prellen.

Wer möchte, stellt seine gefundenen Bewegungslösungen vor. Die anderen greifen die Formen auf, die ihnen gefallen und die ihnen gleichzeitig für sie geeignet erscheinen.

Partnerweise zusammengehen. Im gleichen Rhythmus gehen und prellen (auf jeden zweiten Schritt einmal prellen).

Variationen:
- auf jeden Schritt einmal prellen
- mit Handhaltung prellen
- Handhaltung; nur ein Partner prellt und schließt dabei ab und zu die Augen.

Welches Tempo paßt sowohl zu meiner als auch zur Belastbarkeit und Geschicklichkeit meines Partners?

Partnerweise in Handhaltung zusammen gehen und den Ball dabei am Fuß führen (den Ball rhythmisch antreiben: auf jeden zweiten Schritt einmal antreiben).

Welches Tempo paßt sowohl zu meiner als auch zur Belastbarkeit und Geschicklichkeit meines Partners?

Paarweise in Gassenaufstellung. Gemeinsam verschiedene Prell-/Wurf-verbindungen erfinden, kombiniert aus Prellen am Ort und Zuwerfen (nach Belieben mit einem oder zwei Gymnastikbällen).

Die Paare, die möchten, stellen ihre Erfindungen vor. Die anderen Paare greifen sie auf, wenn ihnen diese für beide Partner geeignet erscheinen.

116

> Jeder Teilnehmer hat einen Gymnastikball in der Hand.

Die Teilnehmer stehen kreuz und quer verteilt in der Halle. Dabei versuchen, ein vorgespieltes Musikstück durch Hochwerfen/Fangen und Prellen rhythmisch zu begleiten.

Wie schnell kann meine Begleitung dieser Musik sein, daß sie noch zu meiner Belastbarkeit paßt?

– Pulskontrolle.

Gymnastik (12–15 min)
Schwerpunkt: Ball-Übungen

> Jeder Teilnehmer steht auf einer Matte und hat einen Ball in der Hand.

Ball-Übungen in der Gymnastik

Bei »fließender« Musik versuchen, den Ball möglichst auf allen Körperteilen mit der Hand zu rollen.

Bei »fließender« Musik in Spirallinien den Ball am Körper entlang nach oben und wieder nach unten rollen.

Bei »fließender« Musik den Ball jeweils seitlich am Körper auf und ab rollen.

Den Ball in der Hand halten, sich dabei vorstellen, der Ball wäre sehr heiß und sich entsprechend bewegen.

Den Ball unter dem unbelasteten Fuß rollen und sich auf die zugehörigen Wahrnehmungen konzentrieren. Wer möchte, zieht die Schuhe dazu aus.

Durch kombinierte Arbeit beider Füße den Ball am Boden in Achtertouren um die Füße herumrollen. Mit dem Ball dabei möglichst immer Kontakt zu dem arbeitenden Fuß halten.

Im Strecksitz erproben, wie weit der Ball an allen Seiten vom sitzenden Körper weggerollt werden kann, ohne daß die Hand ihn verliert.

Partnerweise zusammengehen, dabei Rücken an Rücken stehen. Einen oder zwei Bälle zwischen die Rücken klemmen und versuchen, sie zwischen den Rücken zu bewegen.

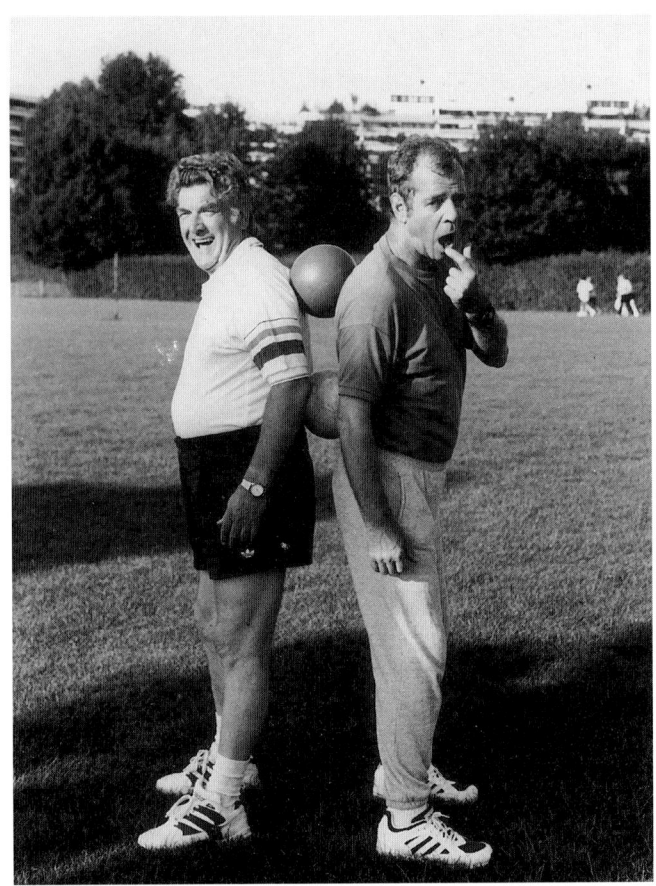

Abb. 47 *Zwei Bälle zwischen zwei Rücken – und gemeinsam geübt!*

Partnerweise im Strecksitz gegenübersitzen. Mit den Füßen gemeinsam versuchen, zunächst einen Ball, dann zwei Bälle zu bewegen,
ohne daß die Füße ihn bzw. sie verlieren. Wer möchte, kann dies ohne
Schuhe versuchen.

Ausdauer   **Ausdauerbelastung** (12–15 min)

Gehen oder Laufen (Grundsätze s. 6.4).

– Pulskontrolle während und am Schluß der Ausdauerbelastung.

118

Entspannung (15–20 min)   Entspannung

Jeder Teilnehmer liegt auf einer Matte.

Entspannung durch eine »Farbreise durch den Körper« (s. 6.8.2).

Gespräch (15–20 min)   Gespräch
Themenvorschlag: Cholesterin.

Verabschiedung

8.4 Stundenbild »Schwingende Seile«

Material: Pro Person ein Gymnastikseil und eine Matte.

Begrüßung

Erwärmung (5–7 min)

»BALKEN UND TORE«   Gehformen

Paarweise in Gassenaufstellung stehen, die Paare reichen sich dabei die Hände. Das erste Paar macht mit seinen Armen ein »Tor«, d.h. es hebt die Arme im Bogen hoch, das zweite Paar einen »Balken«, der den Weg versperrt, d.h. es geht tief und hält die Arme parallel zum Boden. Die Paare der Gasse gehen nun nacheinander durch die »Tore« und steigen über die Balken. Danach stellen sie sich am Ende der Gasse entweder als »Tor« oder als »Balken« wieder an, usw.. Auflage dabei: Der Weg, den diese »wandernde Gasse« beschreibt, soll möglichst kurvenreich sein und zu einem Zielpunkt, den der Übungsleiter vorgibt, führen.

»ERLÖSEN«

Paare bilden. 3–4 Paare reichen sich beide Hände und bleiben stehen, die anderen gehen kreuz und quer in der Halle umher. Die umhergehenden Paare können die stehenden Paare dadurch erlösen, daß sie über die gereichten Arme der stehenden Paare steigen. Dadurch wird das »Erlöser«-Paar zum neuen »Stand«-Paar, usw..

– Pulskontrolle.

Haupt-Übungsteil (15–20 min)

Schwingende Seile Jeder Teilnehmer hat ein Seil in der Hand.

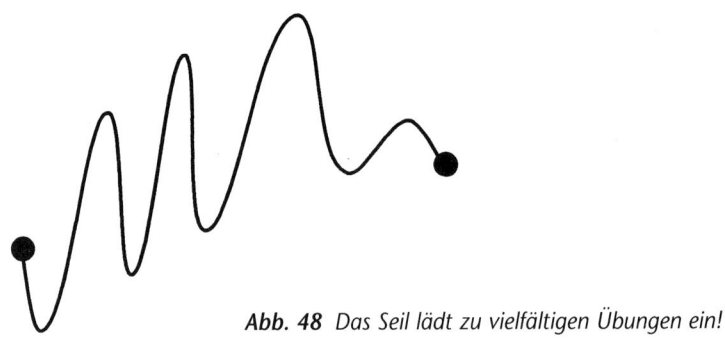

Abb. 48 *Das Seil lädt zu vielfältigen Übungen ein!*

Kreuz und quer in der Halle umhergehen. Dabei mit verschieden lang gefaßten Seilen schwingend experimentieren.

Gehen mit rhythmischen Seildurchschwüngen unter den Füßen.

Wie schnell sollte ich gehen? Welche Länge des Seils ist für mich dabei günstig?

Einen langsamen Walzer im Stand durch beliebige Seilschwünge begleiten.

Wie schwungvoll kann ich mein Seil bewegen, daß es meiner Belastbarkeit noch entspricht?

Paarweise zusammengehen. Ein Partner schwingt sein Seil in beliebiger Art und Weise auf einen langsamen Walzer, der andere versucht, seine Bewegungen nachzuahmen.

Welche Ideen des Partners nehme ich an, bei welchen setze ich lieber aus?

Paarweise eine Schwungkombination in selbst gewähltem Rhythmus erfinden.

Auf welches Tempo und welche Bewegungen sollten wir uns einigen, daß es unser beider Belastbarkeit entspricht?

Paare stellen freiwillig ihre Ideen vor. Die anderen Paare greifen diese Vorschläge auf, wenn sie möchten.

– Pulskontrolle.

Gymnastik (12–15 min)

Schwerpunkt: Übungen für den ganzen Körper mit dem Seil

> Jeder Teilnehmer hat ein Seil in der Hand.

Schnell mit den Händen am Seil entlang greifen. Hin und her.

Gymnastik für den ganzen Körper mit Seil

»SCHLANGENTANZ«

Das Seil durch kleine, schnelle Handbewegungen zur »Schlange« werden lassen, die sich am Boden entlangwindet.

»ABTROCKNEN«

Das Seil wie ein zum Strang gerolltes Handtuch benützen, mit dem man sich den Rücken abfrottiert.

Das am Boden liegende Seil durch eine Schieb–Bewegung mit dem Fuß am Boden rollen lassen. Wer möchte, zieht dazu die Schuhe aus. Danach Fußwechsel.

Auf dem Seil stehen (wer möchte, ohne Schuhe) und die Enden jeweils in die Hand nehmen. Das Seil langsam unter den Füßen hin und her ziehen. Wer möchte, kann dazu die Augen schließen und sich so ganz auf seine Wahrnehmungen in den Füßen konzentrieren.

»SEIL-FIGUREN«

Paarweise zusammengehen, die Seile liegen am Boden. Die Partner legen mit ihrem Seil durch Fußbewegungen abwechselnd Figuren, die der andere erkennen soll.

121

»JAHRGANGSTREFFEN«

Viderergruppen bilden, die Seile liegen am Boden. Jeder Teilnehmer legt mit seinem und dem Seil der drei anderen ausschließlich mit den Füßen seinen Geburtsjahrgang. Die anderen sollen ihn erkennen können.

Ausdauerbelastung (12–15 min)

Ausdauer Gehen oder Laufen (Grundsätze s. 6.4).

– Pulskontrolle während und am Schluß der Ausdauerbelastung.

Entspannung (15–20 min)

Entspannung Jeder Teilnehmer liegt auf einer Matte.

Entspannung durch eine »Farbreise durch den Körper« (s. 6.8.2).

Gespräch (15–20 min)

Gespräch Themenvorschlag: Besprechung aktueller Anliegen.

Verabschiedung

8.5 Stundenbild »Jonglieren probieren«

Material: Pro Person ein Hocker und eine Matte; vier Luftballons, sechs Tennisbälle, sechs Gymnastikbälle, sechs kleine Softbälle, sechs kleine »Bälle« aus zusammengeknülltem Zeitungspapier.

Begrüßung

Erwärmung (5–7 min)

Sitzend erwärmen Die Teilnehmer sitzen auf Hockern im Kreis.

»ICH HEISSE HANS UND SITZE GERNE SO«

Nacheinander sagt jeder: »Ich heiße xy (eigener Vornamen) und sitze gerne so«. Dazu macht er irgendeine ihm bequeme Sitzposition vor, alle anderen machen sie nach.

Variation:

– in einer zweiten Runde versucht die Gruppe, in der vorherigen Reihenfolge eine Sitzposition nach der anderen zu wiederholen, ohne daß sie zuvor vorgemacht wurde.

Welche Sitzposition kann ich problemlos nachahmen, welche ist mir unangenehm?

»BEI DIR KEHRE ICH EIN«

Eine Person ohne Hocker, aber mit Gymnastikball steht auf der Kreisbahn der sitzenden Gruppe. Sie sagt: »Ich kehre (z. B.) bei Maria ein« und wirft den Ball indirekt (d. h. mit einmaligem Aufprellen) zu (z. B.) Maria, geht dem Ball nach und setzt sich mit auf (z. B.) Marias Hocker; dann ist (z. B.) Maria mit Werfen und Einkehren an der Reihe.

Haupt-Übungsteil (15–20 min)   Jonglieren
                                                                      probieren
Es liegen bereit:

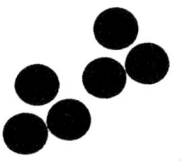

sechs kleine Soft-Bälle

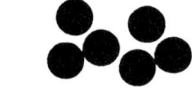

sechs Bälle aus geknülltem Zeitungspapier

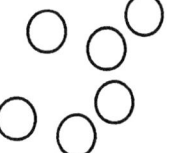

sechs Tennisbälle

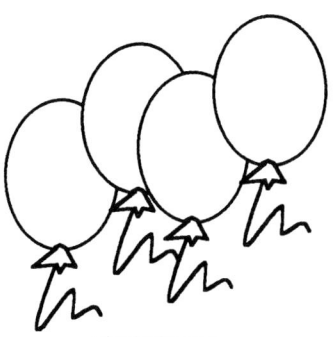

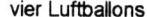

vier Luftballons

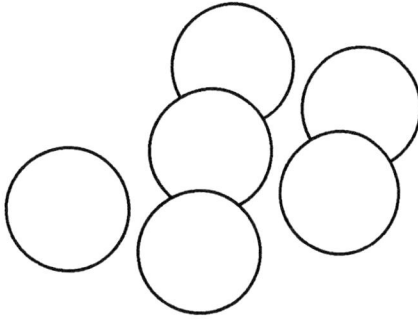

sechs Gymnastikbälle

Abb. 49 Bälle zum Jonglieren – mit jedem geht es ein bißchen anders

123

Die Teilnehmer versuchen mit zwei Bällen der Sorte, die sie gerne möchten, zu jonglieren: In jeder Hand liegt ein Ball. Der Ball der einen Hand wird im kleinen Bogen zur anderen Hand abgeworfen. Unmittelbar darauf wirft auch die andere Hand ihren Ball auf die gleiche Weise ab. Unmittelbar nacheinander werden die Bälle dann auch von der jeweils anderen Hand gefangen. Dann kurze Pause und von vorn beginnen. Mit der Zeit betont rhythmisch abwerfen. Möglichst mit allen Bällen experimentieren.

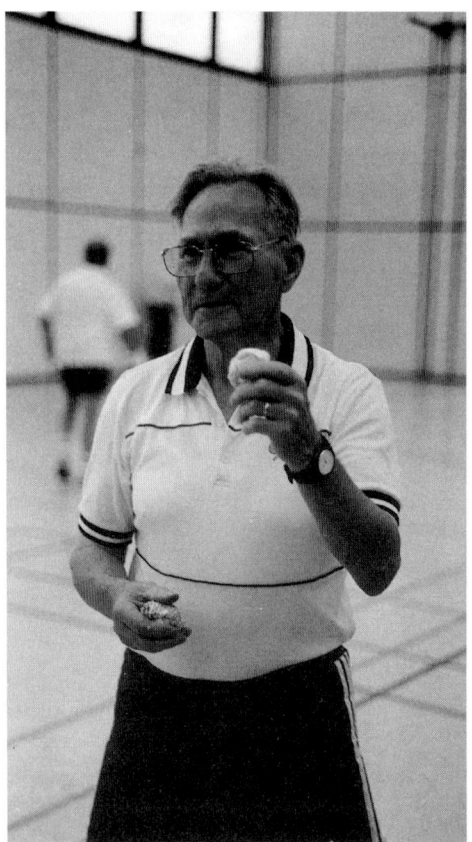 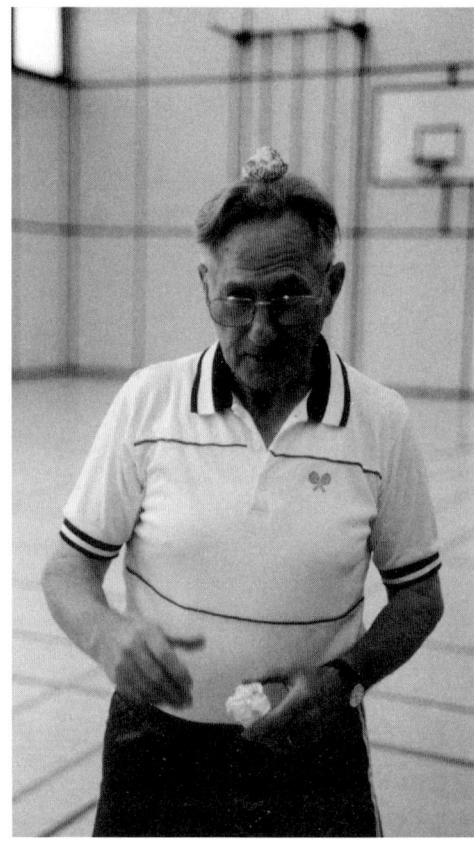

Abb. 50 Jonglieren – jeder so, wie es ihm Spaß macht

Variationen:
- die Pausen zwischen einer Sequenz immer mehr verringern
- drei Bälle nacheinander im kleinen Bogen abwerfen und mit der jeweils anderen Hand wieder fangen
- zwei kleine Bälle in einer Hand jonglieren, d. h. unmittelbar nacheinander gerade hochwerfen und unmittelbar nacheinander mit derselben Hand wieder fangen.

Gespräch über die Erfahrungen an den verschiedenen Stationen: Was hat Spaß gemacht? Was ist gut gelungen? Was war schwierig? Was hat der Gruppe weniger gut gefallen?

Gymnastik (12–15 min)

Schwerpunkt: Übungen für die Hände und Finger

Die Hände und Finger so schnell wie möglich bewegen.

Die Hände und Finger so angespannt wie möglich bewegen.

Die einzelnen Finger jeder Hand nacheinander so schnell wie möglich bewegen.

Die einzelnen Finger jeder Hand nacheinander so angespannt wie möglich bewegen.

Die Hände langsam und intensiv unten beginnend aufeinanderlegen, bis sie sich bis zu den Fingerspitzen berühren. Dann von unten her beginnend die Berührung ebenso langsam und intensiv wieder auflösen.

Die Handrücken aneinanderlegen und durch kleine Bewegungen die Handrücken einander erspüren lassen.

Durch Dreh- und Klappbewegungen in den Handgelenken das persönlich mögliche Bewegungsausmaß der Hände erkunden.

Die Hände in den Flechtgriff nehmen (d. h. die Finger sind ineinander verflochten) und so schnell wie möglich bewegen.

Die Hände im Flechtgriff so angespannt wie möglich bewegen.

Die jeweils gleichen Finger der beiden Hände aufeinanderlegen und aneinanderdrücken. Dabei die Finger so intensiv wie möglich bewegen, ohne den Druck aufzugeben oder die Finger voneinander zu lösen.

Die Hände locker nach unten hängen lassen, ruhig atmen und sich auf die Wahrnehmungen in den Händen konzentrieren. Wer möchte, kann dabei die Augen schließen.

 Wie fühlen sich meine Hände nun an? Ist es eher angenehm oder eher unangenehm? Fühlen sich meine Hände an allen Stellen gleich an?

Ausdauer

Ausdauerbelastung (12–15 min)

Gehen oder Laufen (Grundsätze s. 6.4).

– Pulskontrolle während und am Schluß der Ausdauerbelastung.

Entspannung

Entspannung (15–20 min)

Jeder Teilnehmer liegt auf einer Matte.

Entspannung durch eine »Farbreise durch den Körper« (s. 6.8.2).

Gespräch

Gespräch (15–20 min)

Themenvorschlag: Wie zurück in den Beruf nach dem Infarkt?

Verabschiedung

8.6 Stundenbild »Werfende Paare«

Material: Pro Person zwei Kirschkernsäckchen und eine Matte.

Begrüßung

Erwärmung (5–7 min)

126

Kreisaufstellung, dabei vier Kirschkernsäckchen auf die Teilnehmer verteilt.

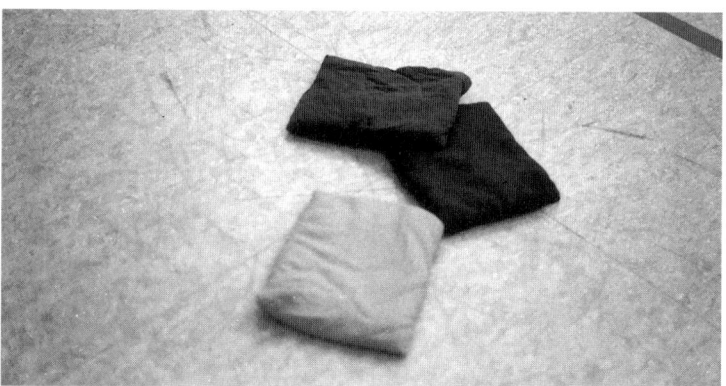

Abb. 51 *Das Kirschkernsäckchen – ein Gerät, das es »in sich« hat*

»SECHSMAL FANGEN«

Das Kirschkernsäckchen wird im Kreis kreuz und quer geworfen und gefangen. Wer das Kirschkernsäckchen insgesamt sechsmal gefangen hat, legt eine Hand auf die Schulter und fängt dann einhändig. Wenn alle Teilnehmer einhändig fangen, beginnt jeder, seine Fänge neu zu zählen. Bei sechs Fängen kommt die zweite Hand wieder hinzu. Es wird solange geworfen, bis alle wieder beidhändig fangen.

Erwärmung mit Kirschkernsäckchen

Sechs Kirschkernsäckchen sind im Kreis verteilt: vier halten verschiedene Teilnehmer in der Hand, zwei sind an den Füßen verschiedener Teilnehmer.

»MIT HÄNDEN UND FÜßEN«

Die Kirschkernsäckchen in den Händen werden von Person zu Person geworfen, die an den Füßen in die andere Richtung von Person zu Person mit dem Fuß weitergeschoben.

Variation:
– Zahl der Kirschkernsäckchen erhöhen.

127

Haupt-Übungsteil (15–20 min)

Werfende Paare   Jeder Teilnehmer hat ein Kirschkernsäckchen.

Kreuz und quer in der Halle umhergehen und das Säckchen auf beliebige Art und Weise abwerfen und wieder fangen. Dabei versuchen, Geh- und Wurfrhythmus aufeinander abzustimmen.

Variation:

– mit jeder Hand ein Kirschkernsäckchen werfen.

Welches Tempo entspricht meiner Belastbarkeit? Bei welchem Tempo komme ich mit dem rhythmischen Fangen noch zurecht?

Paarweise zusammengehen. Jeder hat ein Kirschkernsäckchen.

Ein Partner macht im Gehen verschiedene Wurfformen und Fortbewegungsarten vor, der andere ahmt ihn nach. Dabei versuchen, einen gemeinsamen Geh- und Wurfrhythmus zu finden. Danach Aufgabenwechsel.

Welches Tempo und welcher Rhythmus paßt zu uns beiden gleichermaßen? Welche Bewegungs- und Wurfformen sind für meinen Partner geeignet? Welche vorgemachten Ideen sind für mich geeignet und welche passen nicht zu mir?

Die Paare sitzen auf einer Matte in geringem Abstand gegenüber. Jeder hat ein Säckchen auf dem rechten Fuß liegen.

Versuchen, mit dem rechten Fuß das Kirschkernsäckchen zum linken Fuß des Partners zu werfen, und gleichzeitig das ankommende Kirschkernsäckchen des Partners mit dem linken Fuß zu fangen. Versuchen, einen gleichen Rhythmus zu finden.

Welches Tempo und welcher Rhythmus paßt zu uns beiden gleichermaßen?

Paarweise sitzend eine kleine Bewegungs- und Wurfkombination erfinden (z. B. Klatsch- und Stampfsequenzen abwechselnd mit Hand- und Fuß-Wurfabschnitten).

Welche Inhalte passen zur Geschicklichkeit und Belastbarkeit des Partners ebenso gut wie zu meiner?

– Pulskontrolle.

128

Die Paare, die gerne möchten, stellen ihre Ideen vor. Die anderen Paare greifen die Ideen auf, die ihnen für sie passend erscheinen. Danach Partnerwechsel und mit dem neuen Partner sitzend eine andere Bewegungs- und Wurfkombination erarbeiten.

– Pulskontrolle.

Gymnastik (12–15 min)

Schwerpunkt: Partnerübungen für den ganzen Körper

»HANDAUFLEGEN«

Die Partner stehen sich gegenüber und haben die Hände aufeinandergelegt. Auf ruhige, fließende Musik gibt ein Partner Hand- und Armbewegungen vor. Die Hände lösen sich dabei nicht voneinander. Der andere Partner vollzieht diese Bewegungen mit seinen aufgelegten Händen mit. Auflage dabei: Die vorgegebenen Bewegungen sollen abwechselnd weiträumig und kleinräumig sein. Dann Aufgabenwechsel, usw..

»SPIEGELN«

Paarweise gegenüberstehen. Ein Partner macht eine ruhige Bewegung vor, der andere macht diese als sein »Spiegelbild« genau nach. Auflage dabei: Die vorgemachte Bewegung soll möglichst ausladend und weiträumig sein. Dann Aufgabenwechsel, usw..

»SCHAUFENSTERPUPPE«

Ein Partner imitiert eine Schaufensterpuppe, die in allen Gelenken bewegt werden kann, aber ohne Hilfe von außen steif ist. Der andere Partner ist der »Dekorateur«, der die »Puppe« formt und positioniert. Auflage dabei: Es sollen vom »Dekorateur« möglichst alle Gelenke der »Puppe« bewegt werden. Danach Aufgabenwechsel.

Welche Bewegungen sind für meinen Partner gut machbar?

– Pulskontrolle, jeweils bei der »Schaufensterpuppe«.

»MARIONETTE«

Ein Partner imitiert eine Marionette, der andere Partner ist der »Puppenspieler«. Der »Puppenspieler« zieht an den vorgestellten Fäden an den verschiedenen Gelenken der »Marionette« und bewegt sie dadurch. Auflage dabei: Es sollen möglichst alle Teile der »Marionette« bewegt werden. Danach Aufgabenwechsel, usw..

Variation:

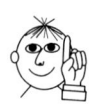

– die »Marionette« bleibt sitzen.

Welche Bewegungen sind für meinen Partner gut machbar?

– Pulskontrolle, jeweils bei der »Marionette«.

Ausdauerbelastung (12–15 min)

Ausdauer Gehen oder Laufen (Grundsätze s. 6.4).

– Pulskontrolle während und am Schluß der Ausdauerbelastung.

Entspannung (15–20 min)

Entspannung Jeder Teilnehmer liegt auf einer Matte.

Entspannung durch eine »Farbreise durch den Körper« (s. 6.8.2).

Gespräch **Gespräch** (15–20 min)

Themenvorschlag: Genußmittel nach dem Infarkt.

Verabschiedung

Einzelne Stundenbilder einer Trainingsgruppe

9

9.1 Stundenbild »Laufen und Gehen – ganz bewußt«

Stundenziel: Bewußtmachen eines individuell günstigen Lauf- bzw. Gehstils.
Material: Pro Person eine Matte.

Begrüßung

Erwärmung (5–7 min)

»GEGENSÄTZE«

Auf Musik kreuz und quer in der Halle umhergehen oder traben. Dabei verschiedene gegensätzliche Bewegungen jeweils im Wechsel ausführen (die konkrete Form der Bewegung ist beliebig):
– enge und weite Bewegungen
– hohe und tiefe Bewegungen
– laute und leise Bewegungen.

Wie vorher, nun jedoch partnerweise zusammengehen. Ein Partner macht die o. g. gegensätzlichen Bewegungen vor, der andere Partner folgt seinem Beispiel. Danach Aufgabenwechsel.

Variation:
– die Partner überlegen gemeinsam neue gegensätzliche Bewegungen.

Geh oder Lauformen

Welche Bewegungen passen zur Belastbarkeit meines Partners ebenso gut wie zu meiner eigenen?
– Pulskontrolle.

Haupt-Übungsteil (15–20 min)

Bewußtes Laufen und Gehen
Schwerpunkt »Atmen beim Laufen oder Gehen«:
Die Teilnehmer laufen oder gehen einige Runden und konzentrieren sich dabei auf ihre Atmung.

Sie versuchen, ihren üblichen Atemrhythmus zu erkennen (auf wieviel Schritte atme ich ein und auf wieviel aus?) und zu erspüren, ob das Atmen eher »leicht« oder eher »schwer« geht.

– Pulskontrolle.

Besprechung der dabei gemachten Erfahrungen: Wer hat Probleme mit der Atmung? Wer hat das Gefühl, »leicht« atmen zu können und wer »schwer«? Wie sind die einzelnen Rhythmen? Wie könnte man die

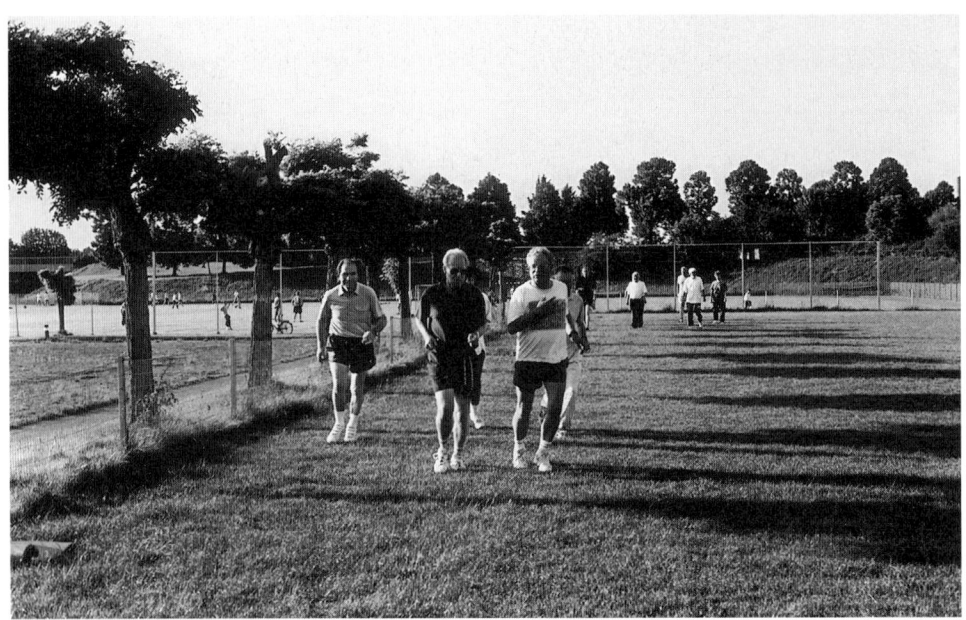

Abb. 52 Beim Laufen die Konzentration auf die Atmung richten

132

Probleme mit der Atmung angehen? Welche Atmung halten die einzelnen Teilnehmer für sich günstig?

Die Teilnehmer laufen oder gehen nochmals einige Runden. Dabei versuchen, die Ideen zur Atmung, die sich im Gespräch entwickelt haben und für die einzelnen passend erscheinen, umzusetzen.

Schwerpunkt »Lauf- bzw. Gehstile«:
Die Teilnehmer laufen oder gehen einige Runden und konzentrieren sich dabei auf ihren Lauf- oder Gehstil (Fußarbeit, Schrittgröße, unangenehme Stellen usw.).

– Pulskontrolle.

Besprechung der dabei gemachten Erfahrungen: Wer hat ein gutes Gefühl beim Laufen bzw. Gehen? Wer hat damit Probleme? Wie sieht wohl der individuell günstigste Lauf- oder Gehstil aus?

Die Teilnehmer laufen oder gehen nochmals einige Runden. Dabei versuchen, die Ideen zum Lauf- oder Gehstil, die sich im Gespräch entwickelt haben und für die einzelnen passend erscheinen, umzusetzen.

– Pulskontrolle.

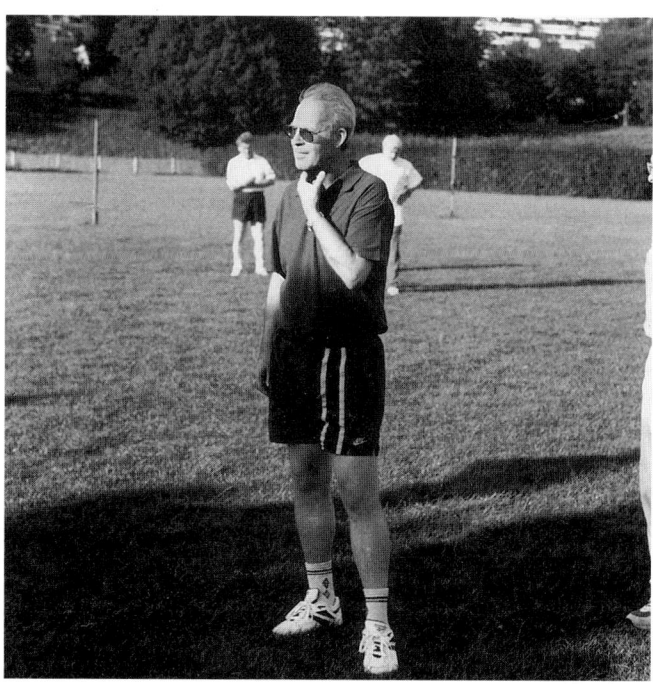

Abb. 53 Pulsmessen, um sich selbst einschätzen zu lernen

Gymnastik (10–13 min)

Schwerpunkt: Auseinandersetzung mit der Muskulatur des Oberkörpers

Auseinandersetzung mit der Oberkörpermuskulatur in der Gymnastik

Die Teilnehmer stehen auf einer Matte.

Durch Räkelbewegungen der Arme und des Oberkörpers das individuelle Bewegungsausmaß des Brustkorbs erkunden. Wer möchte, schließt dabei die Augen und konzentriert sich dabei ganz auf seine Wahrnehmungen.

Abwechselnd den Rücken runden und strecken. Dabei auf die arbeitende Muskulatur, die wahrnehmbar ist, konzentrieren.

Welche Muskeln spüre ich bei den einzelnen Bewegungen? Welche Atmung paßt am besten zu dieser Bewegung?

Isoliert die Schultern heben, senken und rotieren.

An welcher Stelle tun die Bewegungen gut? Wo könnte die Muskulatur verspannt sein?

Die Teilnehmer versuchen, durch aktives Mithelfen der Arme, »dem einströmenden Atem möglichst viel Platz im Brustkorb zu verschaffen«, und hinter dem ausströmenden Atem »den Raum wieder zu schließen«. Die konkrete Bewegungsausführung ist jedem individuell überlassen.

Mit locker hängenden Armen und aufrechtem Rücken stehen. Dabei tief ein- und ausatmen.

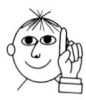

Welche Muskulatur spüre ich, die an der Atembewegung beteiligt ist? Wie bewegt sich bei der Atmung mein Oberkörper?

Mit nach vorn gebeugtem Oberkörper tief ein- und ausatmen.

Welche Muskulatur spüre ich nun? Was ist der Unterschied zu vorher?

Paarweise zusammengehen. Eine Person atmet ruhig und tief, die andere Person beobachtet die dabei auftretenden Bewegungen an deren Oberkörper und teilt sie ihr im Anschluß mit. Danach Aufgabenwechsel. Mit verschiedenen Partnern durchführen, um die Beobachtungen vergleichen zu können.

134

Ausdauerbelastung (15–20 min)

Gehen oder Laufen (Grundsätze s. 6.4).

– Pulskontrolle während und am Schluß der Ausdauerbelastung.

Ausdauer

Entspannung (15–20 min)

Jeder Teilnehmer liegt auf einer Matte.

Entspannung durch Musik (s. 6.8.3).

Entspannung

Gespräch (15–20 min)

Themenvorschlag: Entspannung daheim.

Gespräch

Verabschiedung

9.2 Stundenbild »Fliegende Erlebnisse mit Indiakas«

Stundenziel: Beitrag zur individuellen Kooperationsbereitschaft und Koordination.

Material: Pro Person eine Matte; pro Paar ein Indiaka (Wurfgerät mit einer halbschweren Lederkugel, in der an einem Punkt ein Bündel Federn steckt).

Begrüßung

Erwärmung im Kreis

Erwärmung (5–7 min)

»KREIS-IMPROVISATIONEN«

Die Teilnehmer stehen im Kreis. Wer möchte, tritt einen Schritt vor und macht eine Übung zur Erwärmung vor. Die anderen nehmen diesen Vorschlag auf, wenn er ihnen für sie selbst geeignet erscheint. Auflage dabei: »Sanfte« Übungen vorstellen, d. h. keine reißenden Bewegungen und kein »Ruck-Zuck-Turnen«.

Wie vorher, nun jedoch stellen immer jeweils zwei Personen eine Partnerübung vor, die von den anderen Paaren aufgenommen wird, wenn sie beiden Partnern als für sie passend erscheint.

– Pulskontrolle.

Haupt-Übungsteil (15–20 min)

Fliegende Erlebnisse mit Indiakas

Die Teilnehmer stehen zu zweit gegenüber in Gassenaufstellung; jedes Paar hat ein Indiaka.

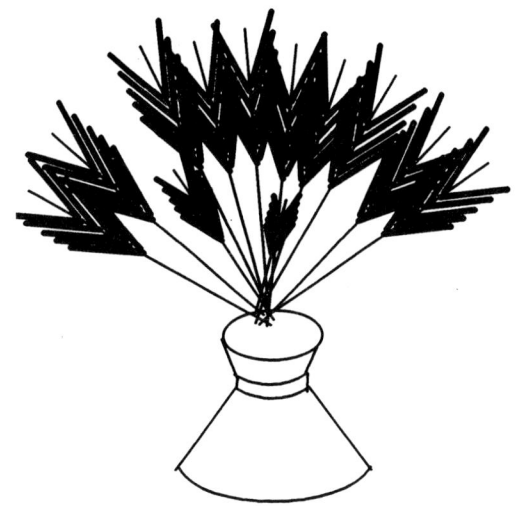

Abb. 54 *Ein Indiaka – vielen unbekannt, aber deswegen umso interessanter!*

In geringem Abstand zueinander experimentieren, wie das Indiaka am günstigsten geworfen bzw. geschlagen werden kann.

Welche markanten Eigenschaften hat dieses Gerät? Was läßt sich mit ihm alles machen?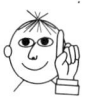

Freiwillige Vorstellung der Lösungsvarianten der Paare. Jedes Paar sucht sich eine individuell passende Variante aus und spielt weiter mit dem Indiaka.

Variationen:

– mit verschiedenen Abständen spielen
– auch die ungeübte Hand beim Werfen bzw. Schlagen einsetzen
– zählen, wie oft hin und her gespielt wird, ehe das Indiaka auf den Boden fällt
– Indiakas ablegen; die Teilnehmer gehen einige Runden und suchen sich daraufhin einen neuen Spiel-Partner.

Ist mir die Variante, die meinem Partner gefällt, auch angenehm oder sollte ich lieber mit einem anderen Teilnehmer tauschen?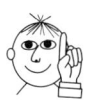

– Pulskontrolle.

Gymnastik (10–13 min)

Schwerpunkt: Rollbewegungen

Rollbewegungen in der Gymnastik

Die Teilnehmer sitzen auf einer Matte.

Die linke Ferse in den Boden drücken und sie langsam von links nach rechts rollen usw.. Danach Fußwechsel. Die Konzentration liegt während des Übens auf den Empfindungen in den Fersen.

Den linken Fuß mit der Ferse aufsetzen und langsam bis zu den Zehen hin abrollen, usw.. Danach Fußwechsel.

Welche verschiedenen Muskeln nehme ich dabei wahr?

Das Becken von der linken Seite her langsam zur rechten Seite rollen und wieder zurück. Sich dabei auf die begleitenden Wahrnehmungen konzentrieren und die Beine in diese Rollbewegung einbeziehen.

Die Beine anbeugen und mit den Armen umfaßt halten. Auf den Sitzhöckern kleine Roll- und Schaukelbewegungen in alle Richtungen im individuell möglichen Bewegungsausmaß durchführen.

In Rückenlage hinlegen. Ausgehend von der linken Körperseite langsam zur rechten Körperseite rollen und wieder zurück.

Variationen:

– Übung analog in Bauchlage versuchen, wem dies ohne Atemprobleme möglich ist

– sich quer auf die Matte legen und den Körper rundum rollen, wem dies ohne Atemprobleme möglich ist.

Welche Muskeln helfen mit, daß diese Bewegung zustande kommt?

Den Kopf langsam von der linken Seite zur rechten Seite rollen und sich auf die arbeitende Muskulatur konzentrieren.

Paarweise zusammengehen. Ein Partner macht selbst erfundene Rollbewegungen mit verschiedenen Körperteilen vor, der andere nimmt die vorgestellte Form auf, wenn sie ihm als für sich passend erscheint. Danach Aufgabenwechsel.

Ausdauerbelastung (15–20 min)

Ausdauer

Gehen oder Laufen (Grundsätze s. 6.4).

– Pulskontrolle während und am Schluß der Ausdauerbelastung.

138

Entspannung (15–20 min)

Jeder Teilnehmer liegt auf einer Matte.

Entspannung durch Musik (s. 6.8.3).

Entspannung

Gespräch (15–20 min)

Themenvorschlag: Kleine Freuden im Alltag finden.

Gespräch

Verabschiedung

9.3 Stundenbild »Federball(on)«

Stundenziel: Beitrag zur Bereitschaft, sich auf Neues einzulassen und zur individuellen Koordination.

Material: Pro Person ein Federball- oder Family-Tennisschläger und eine Matte; pro Paar ein Luftballon, ein Tennisring.

Begrüßung

Erwärmung (5–7 min)

Kreisaufstellung. Die mehr belastbaren Teilnehmer bewegen dabei ihre Füße federnd am Ort. Ein Teilnehmer hat einen Tennisring in der Hand.

Erwärmung im Kreis mit Tennisring

»ALLES IST MÖGLICH«

Der Teilnehmer, der den Tennisring in der Hand hat, überlegt sich eine beliebige Klatsch-, Stampf- oder Schrittkombination am Ort und führt sie vor. Die anderen folgen seinem Beispiel, wenn ihnen die vorgemachte Form als für sie passend erscheint. Danach wird der Tennisring an einen anderen Teilnehmer weitergeworfen. Wenn ein Teilnehmer nichts vormachen möchte, wirft er den Tennisring gleich weiter.

»UNTERWEGS IN DER STADT«

Der Tennisring wird kreuz und quer im Kreis umhergeworfen. Der Werfer ruft, ehe er den Tennisring abwirft, den Stadtteil (bei kleineren

Orten: die Straße), in dem der Fänger wohnt. Wenn der Stadtteil unbekannt sein sollte: vor dem Abwerfen nachfragen.

– Pulskontrolle.

Haupt-Übungsteil (15–20 min)

Federball(on) Die Teilnehmer stehen auf zwei kleinere Kreise verteilt und haben einen Federball- oder Family-Tennisschläger in der Hand. Die mehr belastbaren Teilnehmer bewegen sich federnd am Ort. Pro Kreis ein Luftballon.

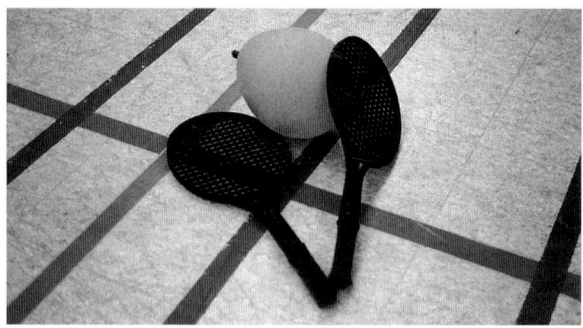

Abb. 55 Family-Tennisschläger mit Luftballon – eine ungewöhnliche Kombination

Die Luftballons mit dem Schläger kreuz und quer im Kreis umherspielen.

Variationen:
– die ungeübte Hand einsetzen
– die Zahl der Luftballons erhöhen.

Wie anstrengend ist dieses Spiel für mich? Wann sollte ich pausieren? Macht mir diese »Federball-Variante« Spaß?

Jeder geht seinem abgeschlagenen Ballon nach und stellt sich dann neben den Empfänger des Ballons. Dieser geht dann seinerseits wieder dem abgeschlagenen Ballon nach, usw..

– Pulskontrolle.

Den Ball auf der Kreisbahn von einer Person zur anderen spielen. Ein Luftballon kreist rechts herum, der andere links herum.

140

Paarweise zusammengehen. Pro Paar ein Luftballon.

Den Luftballon mit dem Federballschläger hin und her spielen.

Variationen:

– den Abstand zueinander verändern
– mit der ungeübten Hand spielen
– zählen, wie oft der Luftballon hin und her geht, ohne daß er zu Boden fällt.

Welches Spieltempo und welcher Abstand zueinander paßt zur Belastbarkeit meines Partners ebenso gut wie zu meiner eigenen?

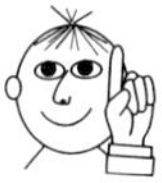

– Pulskontrolle.

Gymnastik (10–13 min)

Schwerpunkt: schwingend arbeiten

Am Ort experimentieren, was am Körper alles »schwingbar« ist.

Schwingend arbeiten in der Gymnastik

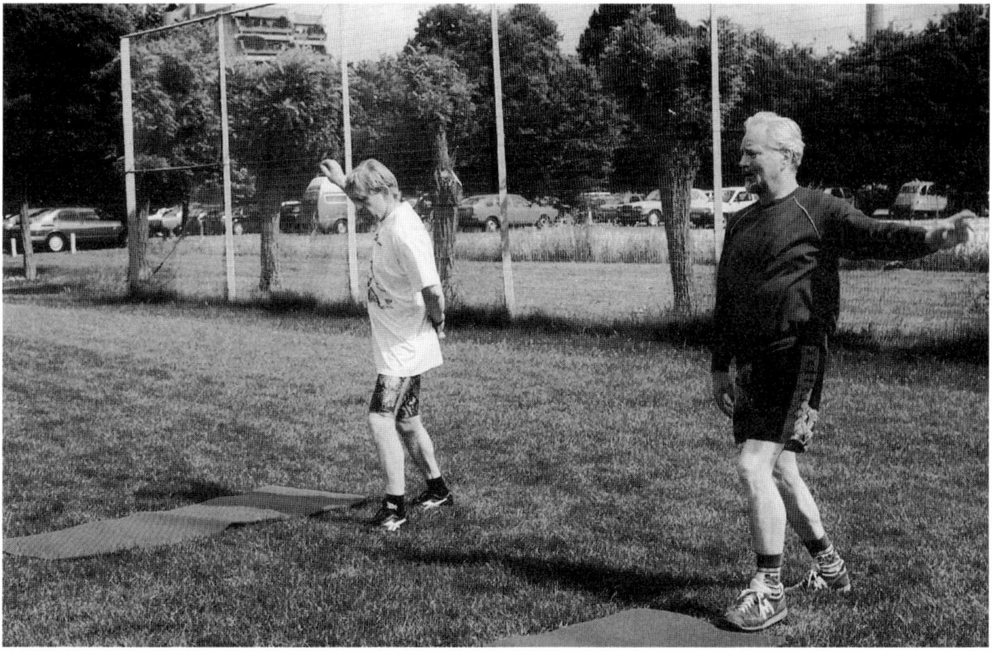

Abb. 56 Schwungvoll experimentieren und Neues erproben

Wo kommt mir meine Schwingweite groß und wo eher eingeschränkt vor?

Am Ort experimentieren, welche Schwingrichtungen mit den verschiedenen Körperteilen möglich sind (z. B. vor und zurück, Kreise, Achter usw.).

Gehen am Ort und sich dabei auf die individuell übliche Armschwingung konzentrieren.

Schwingen meine Arme beim Gehen eher locker oder eher verkrampft? Was bewirkt diese Armschwingung beim Gehen?

Laufen am Ort und sich dabei auf die individuell übliche Armschwingung konzentrieren.

Wie halte ich meine Arme beim Laufen im Unterschied zum Gehen? Schwingen meine Arme beim Laufen eher locker oder eher verkrampft? Was bewirkt diese Armschwingung beim Laufen?

Paarweise zusammengehen. Ein Partner hält sich an der Schulter des anderen fest. Dabei zunächst das rechte, dann das linke Bein schwingen und sich auf die Wahrnehmungen konzentrieren. Dann Aufgabenwechsel.

Variationen:

– mit gestrecktem und im Knie beweglichem Bein experimentieren
– kleine, schnelle und große, langsame Bewegungen des Beins abwechseln.

Gibt es Unterschiede in den begleitenden Wahrnehmungen beim linken und beim rechten Bein?

Wie vorher, jedoch wird das Schwingen des rechten Beins durch das Schwingen des linken Arms (und umgekehrt) begleitet.

Ein Partner schwingt den jeweils passiven Arm des anderen. Dieser schließt, wenn er möchte, die Augen und konzentriert sich ganz auf seine Wahrnehmungen. Danach Aufgabenwechsel.

Ausdauerbelastung (15–20 min)

Ausdauer Gehen oder Laufen (Grundsätze s. 6.4).

– Pulskontrolle während und am Schluß der Ausdauerbelastung.

142

Entspannung (15–20 min)

Jeder Teilnehmer liegt auf einer Matte.

Entspannung durch Musik (s. 6.8.3).

Gespräch (15–20 min)

Themenvorschlag: Hoher und niedriger Blutdruck – Ursachen und Konsequenzen.

Verabschiedung

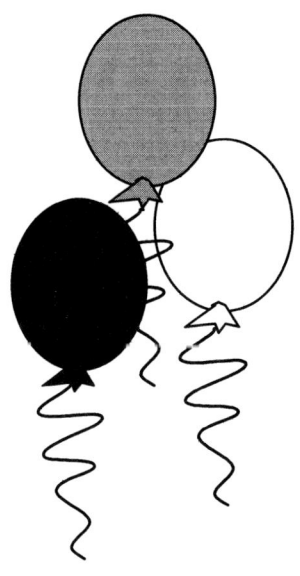

9.4 Stundenbild »Tanzend reisen«

Stundenziel: Beitrag zur Koordination, Ausdauer und Freude.
Material: Pro Person eine Matte.

Begrüßung

Erwärmung (5–7 min)

Geh- oder Laufformen

»WEIT UND ENG«

Auf Musik kreuz und quer in der Halle umhergehen bzw. traben. Die Teilnehmer haben dazu viel Platz und bewegen sich entsprechend ausladend. Auf ein weiteres Lied wird der Bewegungsraum extrem eingeschränkt. Die Bewegungen der Teilnehmer passen sich der neuen Umgebung an und werden kleinräumig.

Variationen:
- in weiten und engen Räumen mit einem Partner eingehakt entsprechend gehen bzw. traben
- in weiten und engen Räumen mit einem Partner hintereinander mit Schulterfassung entsprechend gehen bzw. traben
- in weiten und engen Räumen in Viererketten gehen bzw. traben
- in weiten und engen Räumen in Viererschlangen entsprechend gehen bzw. traben.

- Pulskontrolle.

Haupt-Übungsteil (15–20 min)

Musik: kombinierte Aufnahme aus
- Polka
- Can-Can
- fließendes (evtl. orientalisches) Musikstück
- südamerikanisches, rhythmisches Musikstück
- »Sirtaki« (griechischer Tanz; oder anderes rhythmisches Musikstück im 2/4 Takt)
- Wiener Walzer;
zu Beginn und jeweils zwischen den einzelnen o. g. Musikstücken: Volkslied »Mein Vater war ein Wandersmann« oder ein anderes Musikstück, das zum Gehen paßt.

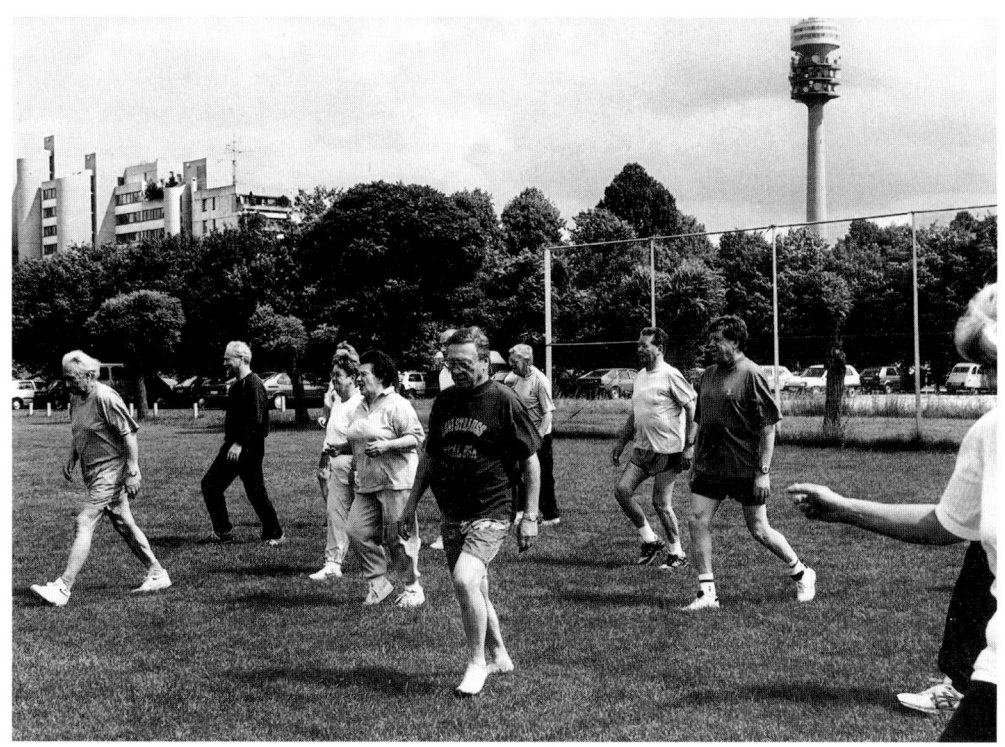
Abb. 57 *»Wandersmänner« auf ihrem Weg in das nächste »Land«*

»TANZREISE«

● MEIN VATER WAR EIN WANDERSMANN«

Die Teilnehmer »machen sich auf den Weg«: Kreuz und quer umherlaufen oder -gehen.

● *»POLKA«*

Die Teilnehmer kommen in »Bayern« an. Auf die Polka-Musik versucht
sich jeder im Schuhplatteln.

»MEIN VATER WAR EIN WANDERSMANN«

Die Teilnehmer »brechen wieder auf«: Kreuz und quer umherlaufen
oder -gehen.

145

- ● *»CAN-CAN«*

Die Teilnehmer kommen in »Frankreich« an. Auf den »Can-Can« versucht jeder seine ihm möglichen passenden Tanzbewegungen mit schwingenden Beinen.

»MEIN VATER WAR EIN WANDERSMANN«

Die Teilnehmer »brechen wieder auf«: Kreuz und quer umherlaufen oder -gehen.

- ● *»FLIEßENDES« (EVTL. ORIENTALISCHES) MUSIKSTÜCK*

Die Teilnehmer kommen in der »Türkei« an und experimentieren auf die Musik mit dem Bauchtanz.

»MEIN VATER WAR EIN WANDERSMANN«

Die Teilnehmer »brechen wieder auf«: Kreuz und quer umherlaufen oder -gehen.

- ● *SÜDAMERIKANISCHES, RHYTHMISCHES MUSIKSTÜCK*

Die Teilnehmer kommen beim »Karneval in Rio« an und tanzen, wie sie es im Karneval gerne tun.

»MEIN VATER WAR EIN WANDERSMANN«

Die Teilnehmer »brechen wieder auf«: Kreuz und quer umherlaufen oder -gehen.

- ● *»SIRTAKI«* (griechischer Tanz; oder anderes rhythmisches Musikstück im 2/4 Takt)

Die Teilnehmer kommen in »Griechenland« an. Zum Experimentieren mit der »Sirtaki«-Musik in Viererketten zusammengehen und sich mit überkreuzenden Seitwärtsschritten hin und her bewegen.

»MEIN VATER WAR EIN WANDERSMANN«

Die Teilnehmer »brechen wieder auf«: Kreuz und quer umherlaufen oder -gehen.

- ● *»WIENER WALZER«*

Zuletzt kommen die Teilnehmer in »Österreich« an und nehmen den Walzertakt in ihre Bewegung auf.

»MEIN VATER WAR EIN WANDERSMANN«

Die Teilnehmer »wandern wieder nach Hause«: Kreuz und quer umherlaufen oder -gehen.

– Pulskontrolle.

Gymnastik (10–13 min)

Schwerpunkt: Fußarbeit

Wer möchte, zieht die Schuhe aus.

Fußarbeit in der Gymnastik

Den unbelasteten rechten Fuß an möglichst allen Stellen auf dem
Boden rollen und sich dabei auf die Empfindungen konzentrieren.
Danach Fußwechsel.

Variation:

– den jeweils belasteten Fuß rollen und Unterschiede erspüren.

Federn am Ort und sich dabei auf die Bewegungen im Fußgelenk
konzentrieren.

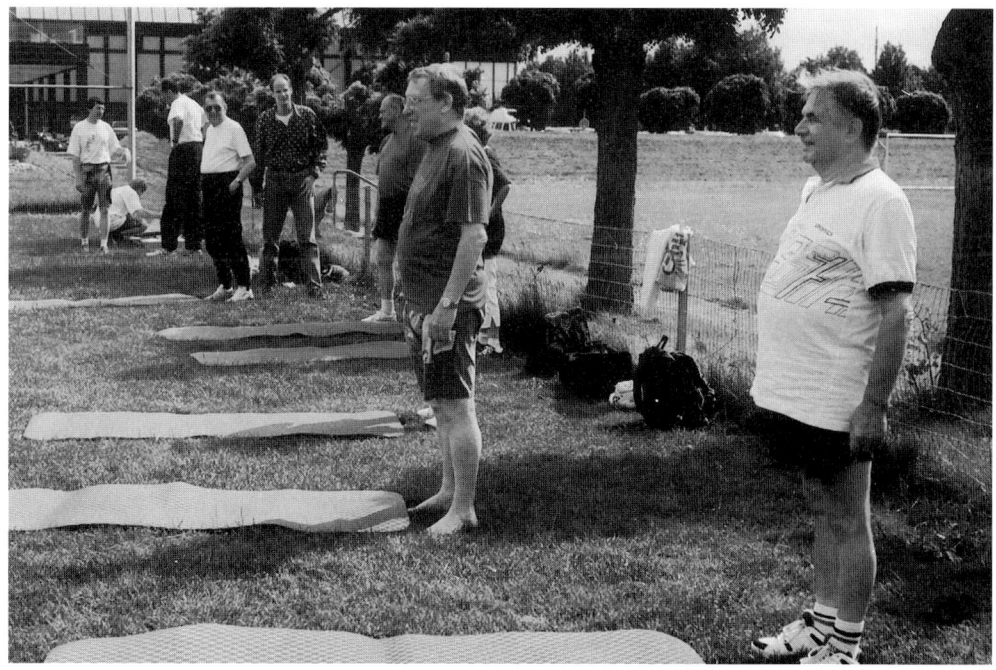

Abb. 58 Barfuß oder mit Schuhen – ganz nach Belieben

Habe ich das Gefühl, daß die Bewegung geschmeidig abläuft oder eher nicht?

Auf den Zehenspitzen gehen und versuchen, die Muskulatur, die dies möglich macht, zu erspüren.

Variation:

– auf den Fersen gehen und die arbeitende Muskulatur erspüren.

Auf den Zehenspitzen laufen und den Unterschied zum vorherigen Gehen erspüren.

Auf dem rechten Bein stehen und das linke Bein so schwingen, daß die Fußsohle beim Durchschwingen leicht am Fußboden streift. Sich dabei auf die begleitenden Wahrnehmungen konzentrieren. Danach Bein-wechsel.

Am Ort abwechselnd stampfen und vorsichtig gehen.

Was bewirken die unterschiedlichen Gehformen bei meinen Füßen?

Die Teilnehmer sitzen auf einer Matte.

Die Füße so schnell und locker als möglich bewegen.

Kommen mir die mir möglichen Bewegungen eher schnell oder eher lang-sam vor?

Nur die Zehen so schnell als möglich bewegen.

Kommen mir die mir möglichen Bewegungen eher schnell oder eher lang-sam vor?

Die Füße abwechselnd hochziehen, strecken und kreisen und dabei versuchen, die arbeitende Muskulatur zu erspüren.

Die Füße mit den Händen lockern und massieren.

Ausdauerbelastung (15–20 min)

Ausdauer Gehen oder Laufen (Grundsätze s. 6.4).

– Pulskontrolle während und am Schluß der Ausdauerbelastung.

148

Entspannung (15–20 min)

Jeder Teilnehmer liegt auf einer Matte.

Entspannung durch Musik (s. 6.8.3).

Gespräch (15–20 min)

Themenvorschlag: Muß »der Speck weg«?

Verabschiedung

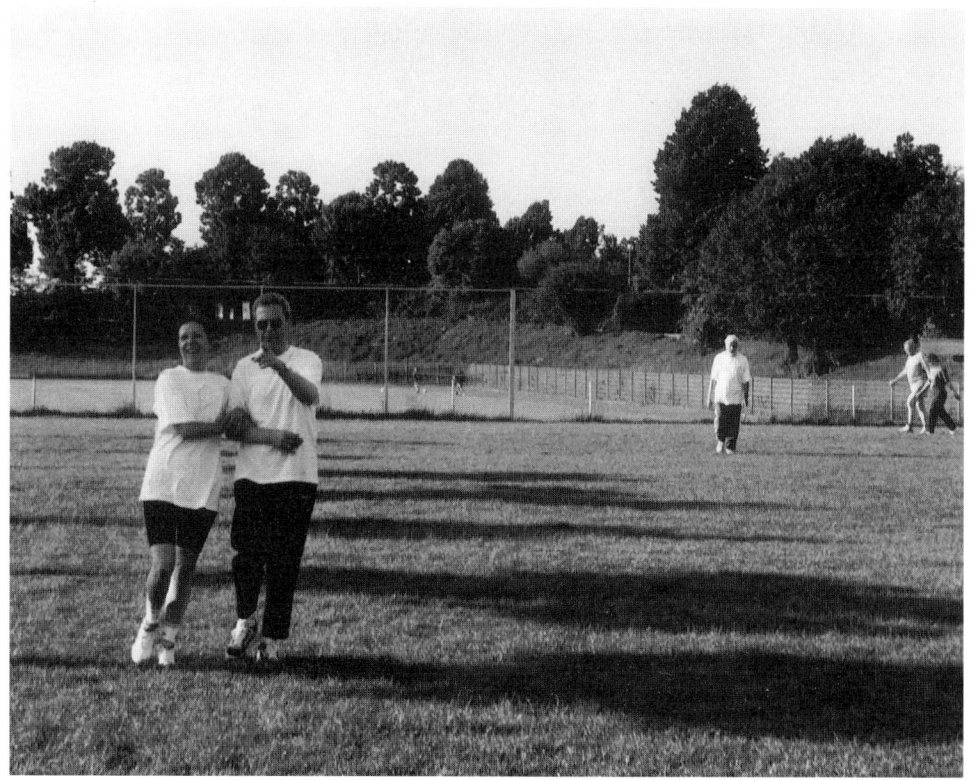

Abb. 59 »War Ihr Vater auch ein Wandersmann?«

9.5 Stundenbild »Ball über die Schnur«

Stundenziel: Förderung der Zielmotorik und Kooperation.

Material: Pro Person ein Gymnastikball und eine Matte; zwei bis drei größere Softbälle (Durchmesser ca. 30 cm), eine Zauberschnur.

Begrüßung

Erwärmung (5–7 min)

Erwärmung mit Ball

Jeder Teilnehmer hat einen Ball.

»DIE WAND SCHLÄGT ZURÜCK«

Kreuz und quer in der Halle umhertraben oder -gehen. Dabei den Ball auf möglichst viele verschiedene Weisen gegen die Wand werfen und wieder fangen.

Wer möchte, stellt seine Wurf– und Fangvarianten vor. Die anderen greifen die Formen auf, die ihnen für sie selbst passend erscheinen.

Paarweise mit einem Ball zusammengehen.

»WIRF WIE DU WILLST«

Paarweise kreuz und quer in der Halle umhertraben oder – gehen und sich dabei auf möglichst viele verschiedene Weisen den Ball zuwerfen.

Die Paare, die möchten, stellen ihre Wurf- und Fangvarianten vor. Die anderen Paare greifen die Formen auf, die ihnen jeweils für beide Partner passend erscheinen.

– Pulskontrolle.

Haupt-Übungsteil (15–20 min)

Ball über die Schnur

Die Halle durch eine quer gespannte Zauberschnur teilen (in ca. 2 m Abstand über dem Boden). Zu beiden Seiten der Zauberschnur kleine Spielfelder abgrenzen (ca. 4,5 m × 4,5 m), die jeweils durch die Zauberschnur voneinander getrennt werden.

Mannschaften mit je drei oder vier Spielern bilden und auf die kleinen Spielfelder verteilen (bei mehr Personen: mit »fliegendem Wechsel« spielen). Jeweils die Mannschaften, deren Spielfelder durch die Zauberschnur voneinander getrennt sind, spielen mit einem größeren Softball gegeneinander.

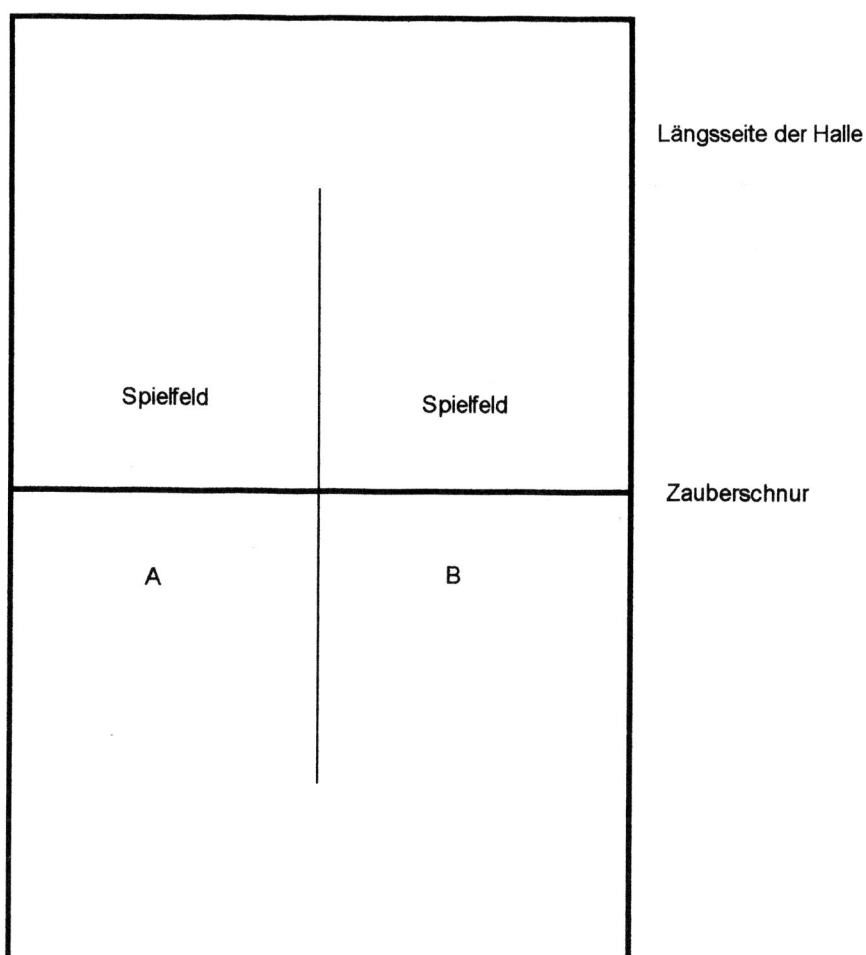

Stirnseite der Halle

Längsseite der Halle

Spielfeld   Spielfeld

Zauberschnur

A   B

Abb. 60 *Spielfeld für »Ball über die Schnur«*

»BALL ÜBER DIE SCHNUR«

Ziel des Spiels: den Ball über die Schnur (ohne Schnurberührung) auf den Boden des gegnerischen Felds zu werfen und gleichzeitig zu verhindern, daß gegnerische Würfe auf dem Boden des eigenen Spielfelds landen.

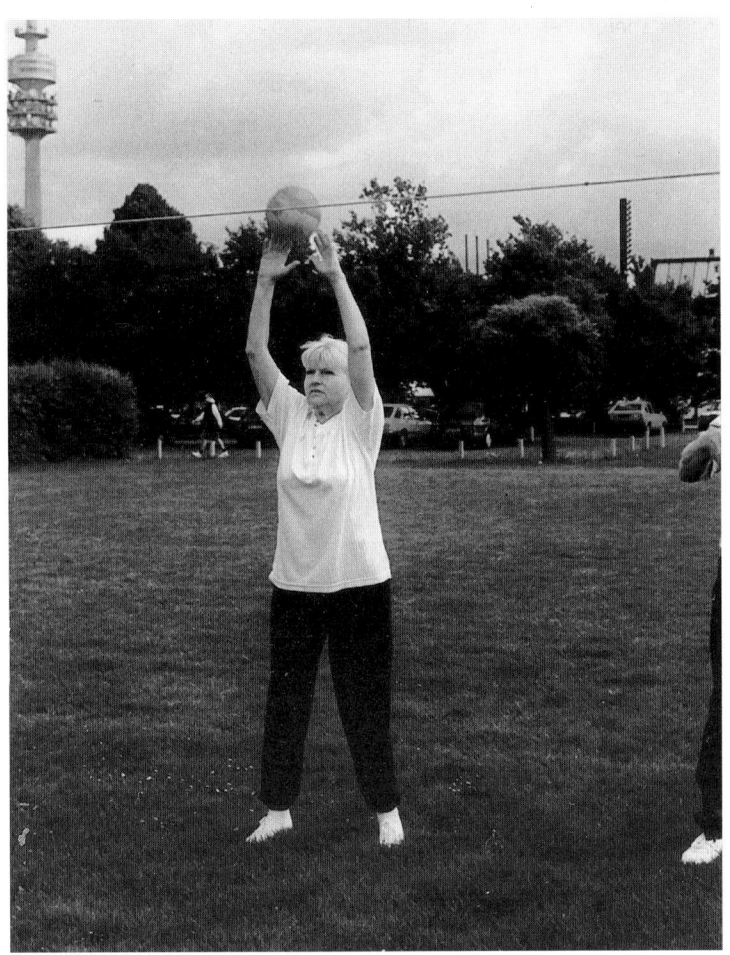

Abb. 61 Den Ball über die Schnur zum Gegner werfen

Einstieg in das Spiel:

Möglichst wenig Regeln! Der Ball kommt durch Einwurf ins Spiel, und die Mannschaften spielen unter Berücksichtigung des o. g. Ziels des Spiels gegeneinander. Der Ball darf jetzt aber jeweils einmal auf dem Boden auftippen, ehe er gefangen wird. Gezählt wird, wieviel einzelne Ballwechsel jede Mannschaft für sich entschieden hat.

Auflagen dabei: Jeder soll möglichst häufig Ballkontakt haben (kooperieren!). Wenn es den Spielern notwendig erscheint, können sie selbständig die Spiel-Regeln erweitern und modifizieren.

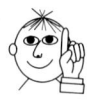

Wie stellen wir uns innerhalb der Mannschaft am besten auf, daß das Spielfeld gut abgedeckt ist? Paßt die Belastung dieses Spiels zu mir, oder sollte ich hin und wieder pausieren?

– Pulskontrolle.

Besprechung: Wie gefällt den Teilnehmern dieses Spiel? Welche Anregungen haben sie? Welche Schwierigkeiten sind aufgetaucht? Wie könnte man diesen begegnen?

Fortführung:
Berücksichtigung der Verbesserungsvorschläge. Wenn beide gegnerischen Mannschaften es wollen, spielen sie gegeneinander, ohne daß der Ball einmal den Boden berühren darf, ehe er gefangen wird.

– Pulskontrolle.

Besprechung: Wie sind die Teilnehmer mit dem Spiel zurechtgekommen?

Gymnastik (10–13 min)
Schwerpunkt: Übungen für die Wirbelsäule

Durch Räkel-, Streck- und Beugebewegungen das Bewegungsausmaß und die Bewegungsmöglichkeiten der Wirbelsäule erkunden. Auflage: Die Bewegungen dürfen auf keinen Fall weh tun!

Übungen für die Wirbelsäule

Durch vorsichtige Drehbewegungen das Bewegungsausmaß und die Bewegungsmöglichkeiten der Wirbelsäule in diese Richtungen erkunden. Auflage: Die Bewegungen dürfen auf keinen Fall weh tun!

Mit dem Kopf beginnend die Wirbelsäule Wirbel für Wirbel nach vorn abrollen. Danach die Wirbelsäule ebenso langsam Wirbel für Wirbel wieder aufrichten, usw..

Wie weit kann ich gefahrlos nach unten gehen, ohne daß mir »der Kopf schwer wird«, d. h. zuviel Blut in den Kopf sackt?

Die Teilnehmer setzen sich auf eine Matte.

Die Beine beugen und mit den Armen umschlingen. Durch kleine Schaukelbewegungen auf den Sitzhöckern versuchen, das Steißbein zu erspüren.

Ist diese Begegnung mit dem Steißbein eher angenehm oder unangenehm? Kann ich mir die Lage des Steißbeins vorstellen?

Die Beine beugen und mit den Armen umschlingen. Die Wirbelsäule so rund als möglich machen, nach hinten schaukeln und wieder zum Sitz hochkommen, usw.. Sich dabei auf die Wahrnehmungen an der Wirbelsäule konzentrieren.

In Rückenlage die Beine beugen und die Knie dabei nach außen ziehen. Durch Kreisbewegungen der Knie das Becken am Boden rotieren lassen und sich dabei auf die begleitenden Wahrnehmungen konzentrieren. Danach Richtungswechsel.

Ausdauerbelastung (15–20 min)

Ausdauer Gehen oder Laufen (Grundsätze s. 6.4).

– Pulskontrolle während und am Schluß der Ausdauerbelastung.

Entspannung **Entspannung** (15–20 min)

Jeder Teilnehmer liegt auf einer Matte.

Entspannung durch Musik (s. 6.8.3).

Gespräch **Gespräch** (15–20 min)

Themenvorschlag: Zurückgebliebene Ängste nach dem Infarkt.

Verabschiedung

9.6 Stundenbild »Zerlegte Kästen«

Stundenziel: Förderung der Koordination und Ausdauer.
Material: Pro Person eine Matte und ein Kastenteil; ca. 15 Gymnastikbälle.

Begrüßung

Erwärmung (5–7 min)

»STOP-WECHSEL«

Kreuz und quer in der Halle umhertraben oder -gehen. Wer möchte,
ruft »stop« und macht eine Fortbewegungsart vor, die von den anderen Teilnehmern aufgegriffen wird, wenn sie ihnen für sich passend
erscheint. Diese Fortbewegungsart bleibt solange bestehen, bis eine
andere Person »stop« ruft und einen neuen Vorschlag vorführt, usw..

»STOP-WECHSEL MIT PARTNER«

Wie vorher, jedoch paarweise in der Halle umhertraben oder -gehen
und Fortbewegungsarten für ein Paar vorschlagen.

– Pulskontrolle.

Haupt-Übungsteil (15–20 min)

Paarweise zusammengehen. Jedes Paar steht hintereinander in einem
Kastenteil, das es in Hüfthöhe hält.

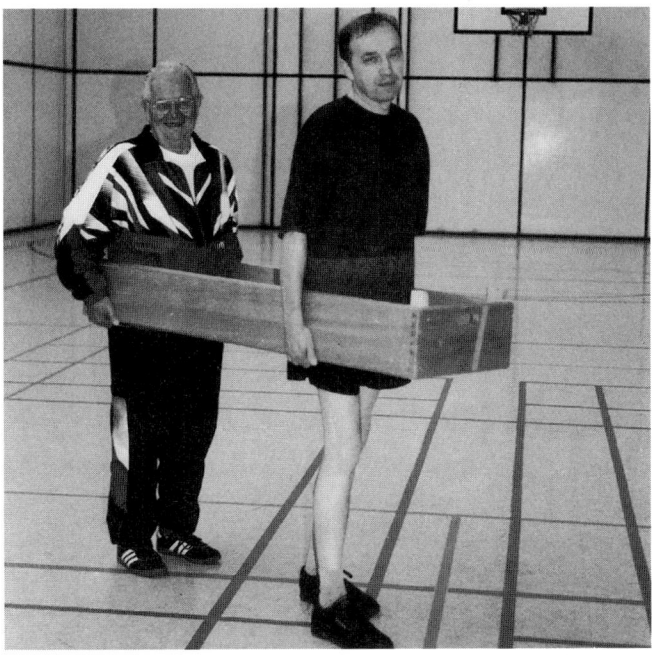

Abb. 62 *Fröhlich »im Kasten« vereint*

155

Zerlegte Kästen »BOBFAHRT«

Kreuz und quer im Kastenteil in der Halle umhertraben oder -gehen und mit verschiedenen Gehformen und Raumwegen experimentieren. Auflage dabei: Die Partner sprechen sich ab, welche Gehform sie wählen. Danach mit neuen Partnern experimentieren.

Variationen:

– der Hintermann im »Bob« schließt während des Trabens oder Gehens die Augen; er versucht beim Kommando »Stop« des Vordermanns zu erraten, wo in der Halle er sich mit seinem Partner befindet

– »Bob-Paare«: Jeweils zwei »Bobs« bilden hintereinander »fahrend« eine Einheit

– die »Bob-Paare« bilden nebeneinander »fahrend« eine Einheit.

– Pulskontrolle.

»BOBWECHSEL«

Die Teilnehmer traben bzw. gehen in den »Bobs« kreuz und quer in der Halle umher. Beim Begegnen eines anderen »Bobs« wechselt die »Mannschaft«, d. h., die »Bobs« werden abgelegt, und die Paare steigen in den jeweils anderen »Bob« um.

»FAHRERWECHSEL«

Die Teilnehmer sind paarweise auf die »Bobs« verteilt, eine Person geht bzw. trabt allein umher. Die einzelne Person entscheidet sich für einen »Bob«, bei dem sie den »Fahrer« (d. h. den Vordermann) ablösen will und geht in den »Bob« mit hinein. Für den ehemaligen Vordermann ist dies das Zeichen dafür, den »Bob« zu verlassen und seinerseits einen anderen »Fahrer« abzulösen, usw..

Alle Kastenteile liegen in einer Reihe aneinander am Boden.

»IM SUMPF WATEN«

Die Teilnehmer stellen sich vor, der Raum, den die aneinandergelegten Kastenteile bilden, wäre ein »Sumpf«, und sie bewegen sich vorsichtig umhersteigend entsprechend.

Variation:

– mit Partner in Handhaltung »waten«.

156

Drei Kastenteile und ca. 15 Gymnastikbälle liegen kreuz und quer in der Halle verteilt am Boden.

»MÜLLEIMER RÄUMEN«

Die Teilnehmer versuchen, die Kastenteile (»Mülleimer«) mit Bällen (»Müll«) zu füllen, drei »Müllmänner« versuchen dagegen, die »Müll-eimer« möglichst leer zu halten. Mehrmaliger Wechsel bei den »Müll-männern«.

Gymnastik (10–13 min)

Schwerpunkt: federn und hüpfen

Am Ort federn und experimentieren, z. B. langsam, schneller, mit einem Fuß, in der Grätsche usw..

Federn und hüpfen in der Gymnastik

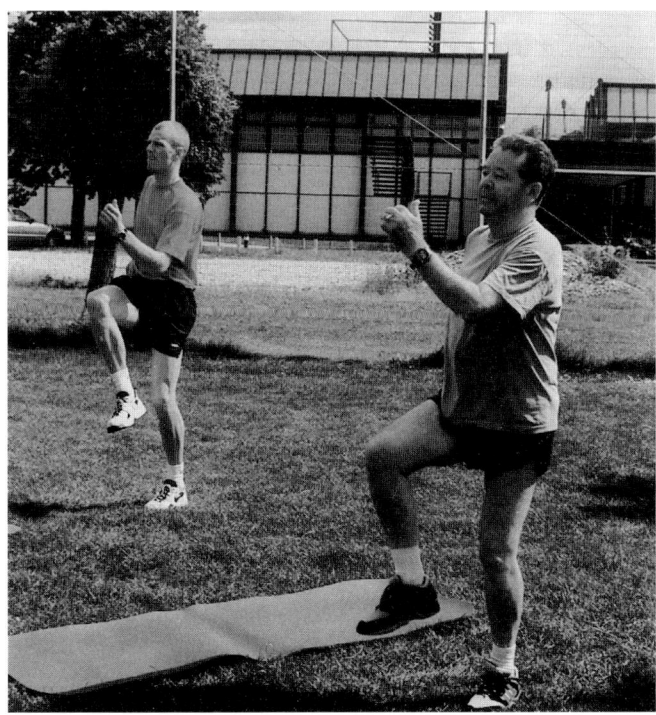

Abb. 63 *Federnd experimentieren und mit den Möglichkeiten spielen*

Wer möchte, stellt seine Lösungs-Varianten vor. Die anderen Teilnehmer nehmen die Formen auf, die ihnen für sie passend erscheinen.

Betont federn, d. h. die Füße von der Zehenspitze bis zur Ferse abrollen und eher langsam arbeiten.

Welche Muskulatur spüre ich hier besonders?

Am Ort hüpfen und mit verschiedenen Versionen experimentieren.

Worin empfinde ich einen Unterschied zum vorherigen Federn?

Wer möchte, stellt seine Lösungs-Varianten vor. Die anderen nehmen die Formen auf, die ihnen für sie passend erscheinen.

Federn und hüpfen selbständig kombinieren und dazu passende Armbewegungen erfinden.

Paarweise zusammengehen. Ein Partner führt erfundene Feder- und Hüpfkombinationen vor, der andere Partner folgt seinem Beispiel, wenn ihm die Angebote auch für ihn passend erscheinen. Danach Aufgabenwechsel.

Ausdauerbelastung (15–20 min)

Ausdauer Gehen oder Laufen (Grundsätze s. 6.4).

– Pulskontrolle während und am Schluß der Ausdauerbelastung.

Entspannung (15–20 min)

Entspannung Jeder Teilnehmer liegt auf einer Matte.

Entspannung durch Musik (s. 6.8.3).

Gespräch (15–20 min)

Gespräch Themenvorschlag: Besprechung von Fragen zu Medikamenten, die die einzelnen Teilnehmer einnehmen.

Verabschiedung

Stundenreihe einer Trainings-gruppe 10

Die folgende Stundenreihe umfaßt sechs Einzelstunden. Sie sind verbunden durch das übergreifende Ziel »Modifizierten Zugang zu Sportspielen finden«, das v. a. in den Haupt-Übungsteilen realisiert wird. Mit diesem Ziel soll ein Beitrag geleistet werden zur Fähigkeit der kritischen Auseinandersetzung und möglichen Neubetrachtung gewohnter (Sport-)Angebote.

10.1 Stundenbild »Moderates Hockey«

Material: Pro Person ein Hockeyschläger (möglichst gleiche Anzahl zwei verschiedener Farben), ein Schaumstoffquader (auch möglich: Tücher) und eine Matte; für jede zweite Person einen kleinen Softball und einen Tennisball; eine Langbank und acht Hütchen.

Begrüßung

Erwärmung (5–7 min)

In der Gruppe sind drei bis vier kleine Softbälle in Umlauf.

»ERSTARREN«

Kreuz und quer in der Halle umhertraben oder -gehen. Jeder, der zehn Schritte gegangen ist, bleibt gleich danach in beliebiger Pose, aber mit gegrätschten Beinen, steif stehen. Erlöst werden die »erstarrten« Personen dadurch, daß ein kleiner Softball durch ihre Beine hindurchgerollt wird. Der Softball wird jeweils vom »Erlösten« aufgenommen, der dann seinerseits andere »wieder zum Leben erweckt«.

Erwärmung mit Softbällen

159

»GESCHENKE«

Kreuz und quer in der Halle umhertraben oder -gehen. Die kleinen Softbälle werden dabei beliebig Personen zugeworfen. Der Softball symbolisiert dabei ein Geschenk (z. B. Orange, Goldkugel usw.). Wenn der Angespielte das »Geschenk« nicht haben möchte, wirft er den Ball wieder zum Werfer zurück, ansonsten spielt er ein neues »Geschenk« einem anderen Teilnehmer zu, usw..

– Pulskontrolle.

Haupt-Übungsteil (15–20 min)

Moderates Hockey Jeder Teilnehmer hat einen Hockeyschläger. Jeweils ca. sechs Personen stehen in einem Kreis. Pro Kreis zwei bis drei kleine Softbälle.

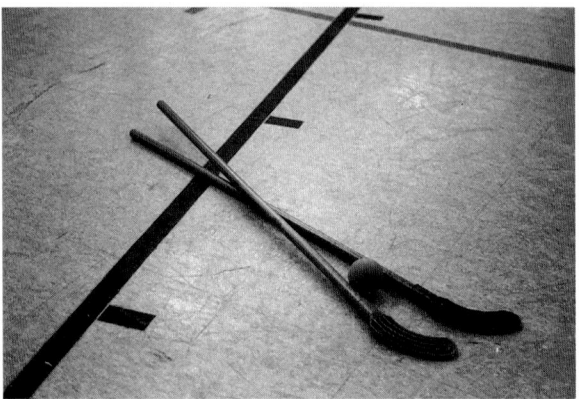

Abb. 64 Hockeyschläger – ein Gerät, mit dem viele erst vertraut werden

Die kleinen Softbälle kreuz und quer im Kreis mit dem Hockeyschläger umherspielen und dadurch versuchen, mit dem Schläger und den Balleigenschaften vertraut zu werden.

Paßt das Tempo des Hin- und Herspielens zu meiner Belastbarkeit? Werden alle Teilnehmer ungefähr gleich oft angespielt?

Ein Teilnehmer stellt sich in die Kreismitte. Er versucht dort, einen der kreuz und quer umhergespielten Softbälle mit seinem Schläger zu erhaschen. Gelingt ihm dies, geht er nach außen auf die Kreisbahn. Derjenige wird neuer Mittelmann, der den gefangenen Ball abgespielt hat.

Paarweise mit einem kleinen Softball zusammengehen. Jeder Partner hat einen Hockeyschläger.

Die Partner gehen oder traben in geringem Abstand zueinander kreuz und quer in der Halle umher. Dabei spielen sie den Softball mit den Hockeyschlägern zwischen sich hin und her.

Paßt die Laufgeschwindigkeit meines Partners auch zu meiner Belastbarkeit?

Die Halle wird quer durch eine Langbank abgeteilt, so daß zwei kleine Spielfelder in der Querhalle entstehen. In jedes der beiden Spielfelder wird jeweils an die Stirnseite ein Tor aus zwei Hütchen (Breite ca. 2,5 m) gestellt.
Mannschaften mit je vier Spielern bilden (unterscheidbar durch die Hockeyschläger-Farbe oder ein anderes markantes Merkmal) und je zwei Mannschaften auf ein Spielfeld verteilen. Wenn mehr Teilnehmer vor Ort sind: mit »fliegendem Wechsel« spielen. Die Spieler haben zwischen ihre Knie einen Schaumstoffquader geklemmt. Gespielt wird mit einem kleinen Softball.

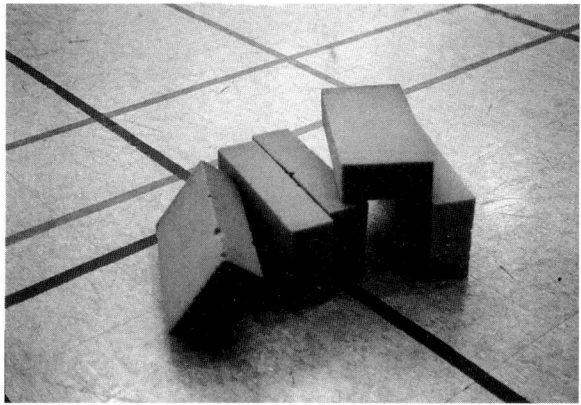

Abb. 65 *Schaumstoffquader als Mittel zum Bremsen*

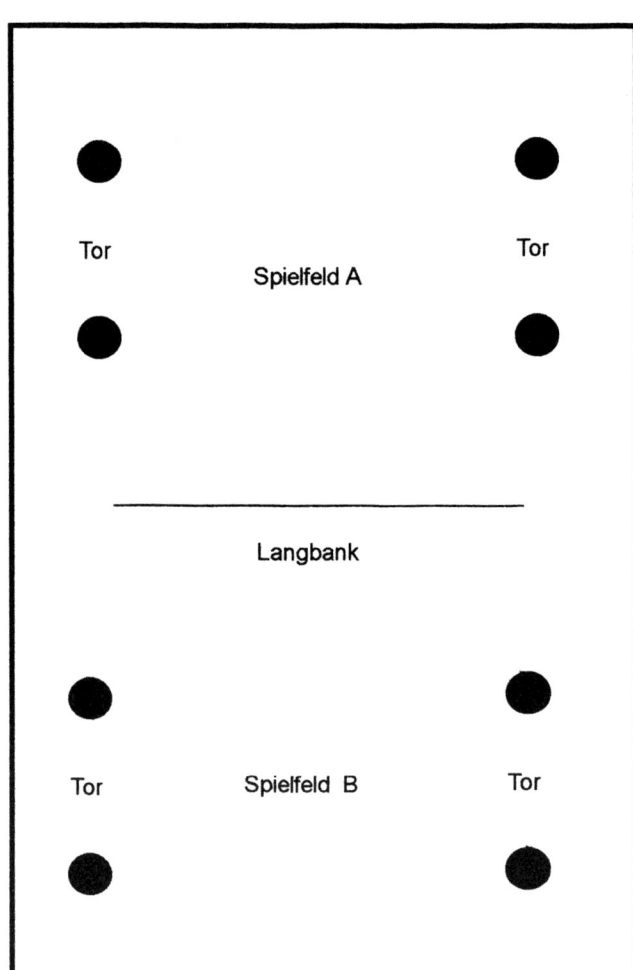

Stirnseite der Halle

Längsseite der Halle

Tor

Spielfeld A

Tor

Langbank

Tor

Spielfeld B

Tor

Abb. 66 *Spielfeld für »Gebremstes Hockey«*

»GEBREMSTES HOCKEY«

Ziel des Spiels: Beim Gegner Tore erzielen und eigene Tore verhindern. Die Teilnehmer spielen unter Berücksichtigung des Ziels gegeneinander. Auflage dabei: Die Schaumstoffquader dürfen nicht höher als zwischen den Knien eingeklemmt sein, und jeder soll möglichst häufig Ballkontakt haben (kooperieren!). Wenn es den Spielern notwendig erscheint, können sie selbständig die Spiel-Regeln erweitern oder modifizieren bzw. die Tor-Größe verändern.

Wie verteilen wir unsere Mannschaft am besten auf dem Feld, um das eigene Tor gut zu sichern und das andere gut zu treffen? Wann sollte ich eine Pause einlegen?

– Pulskontrolle.

Besprechung: Hat den Teilnehmern diese Hockey-Form Spaß gemacht? Wie fanden sie die »Schaumstoffquader-Bremse«? Fühlte sich jemand überfordert?

Gymnastik (10–13 min)

Schwerpunkt: Schleuderbewegungen

Schleuderbewe-
gungen in der
Gymnastik

Im Stand die Unterschenkel in alle möglichen Richtungen schleudern.

In welche Richtungen fallen mir diese Bewegungen leicht, in welche eher schwer? Welchen Bewegungsausschlag empfinde ich für mich als optimal?

Die Schleuderbewegungen der Beine mit möglichen Beckenbewegungen kombinieren.

Was verändert die hinzugekommene Beckenbewegung?

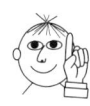

Die Schleuderbewegungen der Beine mit möglichen Schleuderbewegungen der Unterarme kombinieren.

»BOXEN«

Mit den Unterarmen boxend einen vorgestellten Box-Sack bearbeiten. Dabei die Unterarme in verschiedenen Rhythmen schleudern.

»GROß SCHLEUDERN«

Die Unterarme schleudern nach oben, ein Bein (Ausgangsposition: leicht gebeugt) gleichzeitig nach unten. Sich dabei vorstellen, daß man durch die entgegengesetzten Schleuder-Richtungen jedesmal ein bißchen größer wird, dann Beinwechsel.

Versuchen, isoliert die Hände in alle möglichen Richtungen zu schleudern.

In welche Richtungen geht dies leichter und in welche schwerer? Warum?

Ausdauer **Ausdauerbelastung** (15–20 min)

Gehen oder Laufen (Grundsätze s. 6.4).

– Pulskontrolle während und am Schluß der Ausdauerbelastung.

Entspannung **Entspannung** (15–20 min)

Jeder Teilnehmer liegt auf einer Matte.

Entspannung mit Hilfe des Tennisballs (s. 6.8.4).

Gespräch **Gespräch** (15–20 min)

Themenvorschlag: Strategien gegen Streß.

Verabschiedung

10.2 Stundenbild »Fußball ohne Hetze«

Material: Pro Person ein Gymnastikball, ein Reifen und eine Matte; für jede zweite Person einen Tennisball; eine Langbank und acht Hütchen.

Begrüßung

Erwärmung (5–7 min)

»BUCHSTABEN GEHEN«

Geh- oder Lauf-formen

Paarweise zusammengehen. Ein Partner beschreibt im Gehen oder Traben einen Buchstaben. Der andere Partner beobachtet ihn dabei und versucht, den Buchstaben zu erkennen. Danach Aufgabenwechsel, usw..

Variationen:

- dem »schreibenden« Partner unmittelbar gehend oder trabend folgen und dabei den Buchstaben erkennen
- die Buchstaben mit besonders engen Schritten »schreiben«
- die Buchstaben mit besonders weiten Schritten »schreiben«
- die Buchstaben besonders laut »schreiben«
- die Buchstaben besonders leise »schreiben«.

- Pulskontrolle.

Haupt-Übungsteil (15–20 min)

Jeder Teilnehmer hat einen Gymnastikball.

Fußball ohne Hetze

Kreuz und quer umhergehen oder -traben; dabei den Ball kontrolliert am Fuß mitführen, hin und wieder den Ball gegen einen Gegenstand spielen und den zurückkommenden Ball mit dem Fuß wieder aufnehmen.

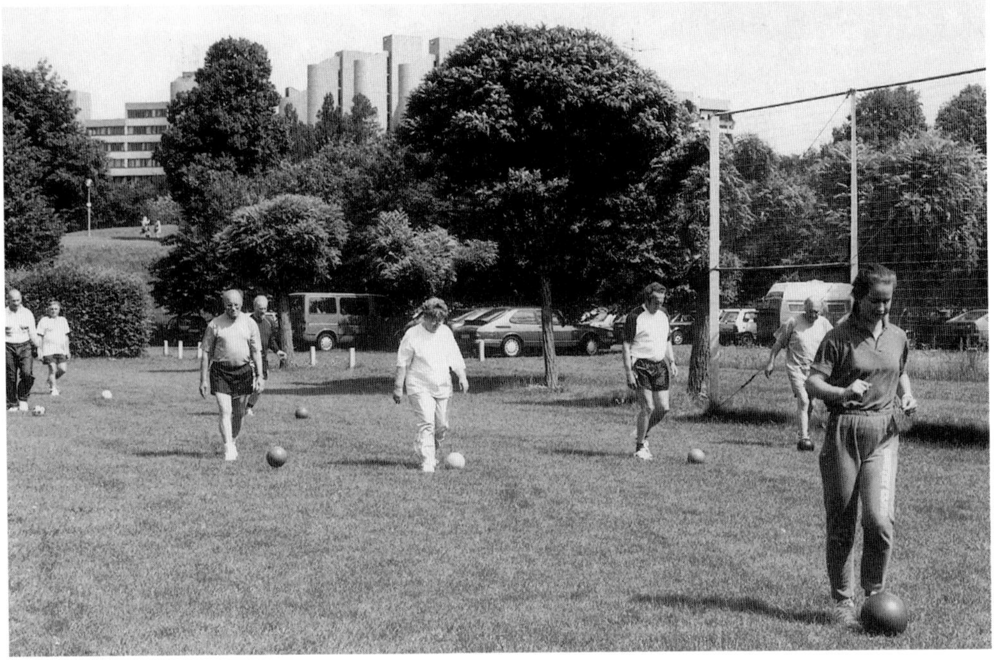

Abb. 67 Den Ball am Fuß führen

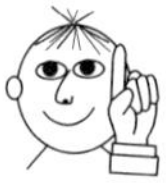

Wie schnell kann ich mich mit dem Ball bewegen, daß es meiner Belast-barkeit entspricht, und ich den Ball am Fuß nicht verliere?

Paarweise mit einem Gymnastikball zusammengehen. Die Partner gehen oder traben in geringem Abstand nebeneinander her. Dabei spielen sie sich den Ball mit dem Fuß zu.

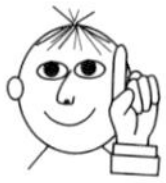

Paßt die Laufgeschwindigkeit meines Partners auch zu meiner Belastbar-keit?

– Pulskontrolle.

Die Halle wird quer durch eine Langbank abgeteilt, so daß zwei kleine Spielfelder in der Querhalle entstehen. An den Stirnseiten jedes Spiel-felds ist jeweils durch zwei Hütchen ein Tor aufgestellt (Breite ca. 2,5 m).

166

Mannschaften mit je vier Spielern bilden (unterscheidbar z. B. durch dominante Kleidungsfarben) und je zwei Mannschaften auf ein Spielfeld verteilen. Wenn mehr Teilnehmer vor Ort sind: mit »fliegendem Wechsel« spielen. Die Spieler stehen in auf dem Boden liegenden Reifen. Gespielt wird mit einem Gymnastikball.

Stirnseite der Halle

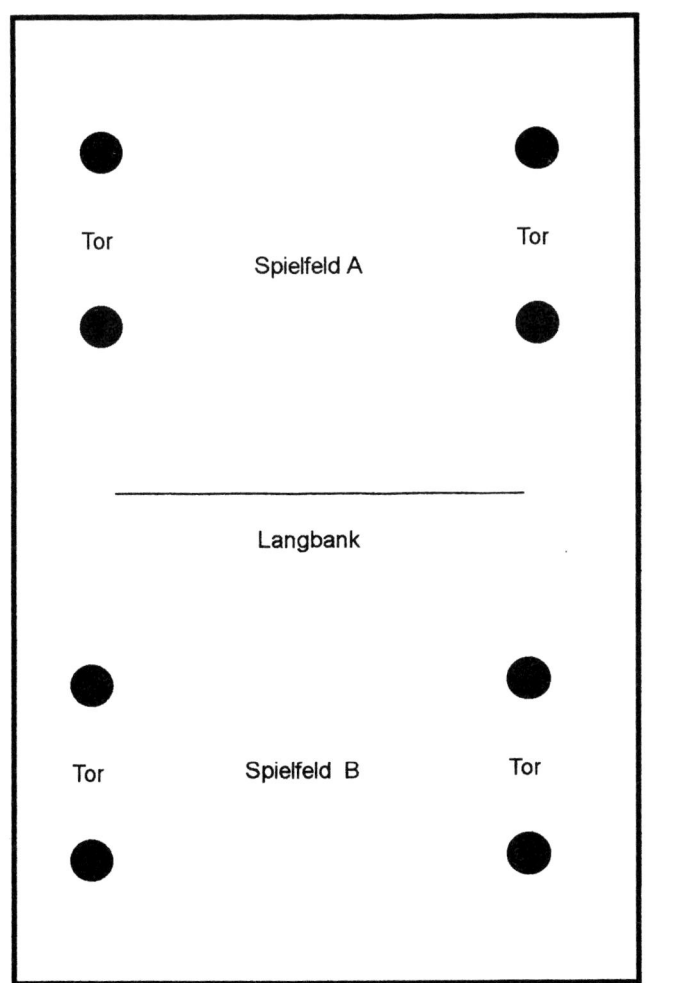

Längsseite der Halle

Tor

Tor

Spielfeld A

Langbank

Tor

Spielfeld B

Tor

Abb. 68 Spielfeld für »Gebremstes Fußball«

»GEBREMSTES FUßBALL«

Ziel des Spiels: Das gegnerische Tor zu treffen und Tore des Gegners zu verhindern.

Die Teilnehmer spielen unter Berücksichtigung des o. g. Ziels gegeneinander. Auflagen dabei: Die Teilnehmer sollen immer mit mindestens einem Fuß im Reifen stehen. Jeder soll möglichst häufig Ballkontakt haben (kooperieren!). Wenn es den Spielern notwendig erscheint, können sie selbständig die Spiel-Regeln erweitern oder modifizieren.

Wie verteilen wir unsere Mannschaft am besten auf dem Feld, um das eigene Tor gut zu sichern, und das andere gut zu treffen? Wann sollte ich eine Pause einlegen?

– Pulskontrolle.

Besprechung: Hat den Teilnehmern diese Fußball-Form Spaß gemacht? Wie fanden sie die »Bremse« durch den Reifen? Fühlte sich jemand überfordert?

Gymnastik (10–13 min)

Schwerpunkt: Übungen mit bewußtem Atmen

Übungen mit bewußtem Atmen in der Gymnastik

Sich am Ort beliebig bewegen (z. B. hüpfen, federn, traben, drehen) und dabei die eigene Atmung beobachten.

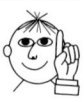

Atme ich dabei tief oder eher oberflächlich, fließend oder eher stoßweise?

Tief ein- und ausatmen. Daran Ganzkörperbewegungen anpassen, die jedem persönlich dazu stimmig erscheinen.

Wer möchte, stellt seine Bewegungsideen vor. Die anderen folgen den Beispielen, die ihnen jeweils für sie persönlich passend erscheinen.

Die Arme gleich- und gegensinnig schwingen und einen dazu für sich passenden Atemrhythmus finden.

Rückenlage mit angewinkelten Beinen. Die Knie fallen abwechselnd nach links und rechts. Ausatmen bei Seitenlage, einatmen beim Aufrichten der Knie.

168

Was bewirkt wohl die Ausatmung in der Dehnungsposition?

Im Sitz den Oberkörper nach vorn beugen, die Arme um die Unterschenkel legen und bei ruhiger, tiefer Atmung versuchen, den Weg der Luft im Körper nachzuvollziehen.

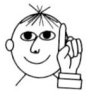

Ausdauerbelastung (15–20 min)   Ausdauer

Gehen oder Laufen (Grundsätze s. 6.4).

– Pulskontrolle während und am Schluß der Ausdauerbelastung.

Entspannung (15–20 min)   Entspannung

Jeder Teilnehmer liegt auf einer Matte.

Entspannung mit Hilfe des Tennisballs (s. 6.8.4).

Gespräch (15–20 min)   Gespräch

Themenvorschlag: Wie wirkt Ausdauerbelastung auf den Organismus?

Verabschiedung

10.3 Stundenbild »Herzgruppen-Basketball«

Material: Pro Person ein Gymnastikball, ein Schaumstoffquader (auch möglich: Tücher) und eine Matte; für jede zweite Person einen Tennisball; drei kleine Softbälle, zwei Medizinbälle, je zwei an der Längsseite der Halle befestigte Basketballkörbe, eine Langbank.

Begrüßung

Erwärmung (5–7 min)

Die Teilnehmer stehen im Kreis. Unter ihnen sind drei kleine Softbälle, zwei Gymnastikbälle und zwei Medizinbälle verteilt.

Erwärmung mit Bällen

»PLANETEN«

Die verschiedenen Bälle symbolisieren unterschiedlich große »Planeten«, die sich im »All« auf ihrer Bahn fortbewegen: Die Medizinbälle werden von Person zu Person mit dem Fuß weitergerollt, die Gymnastikbälle werden in die andere Richtung von Person zu Person geworfen, und die kleinen Softbälle werden kreuz und quer im Kreis geworfen.

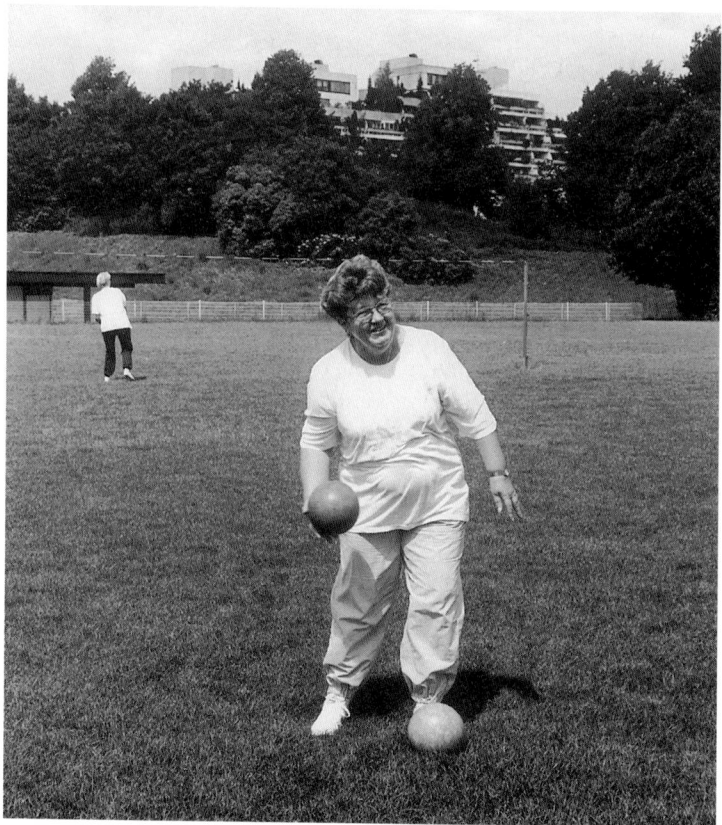

Abb. 69 *Jeder Ball symbolisiert eine andere Aufgabe*

In der Kreismitte liegen drei kleine Softbälle, drei Gymnastikbälle sind unter den Personen verteilt.

»BALL–KEGELN«

Die Teilnehmer versuchen, mit den Gymnastikbällen die kleinen Softbälle zu treffen und sie so gegenüber an den Rand zu rollen. Gleichzeitig versuchen sie zu verhindern, daß zu ihnen kleine Softbälle heranrollen.

– Pulskontrolle.

Haupt-Übungsteil (15–20 min)

Jeder Teilnehmer hat einen Gymnastikball.

Die Teilnehmer gehen oder traben dribbelnd kreuz und quer in der Halle umher. Dabei versuchen sie, wenn sie sich in der Nähe eines in der Halle aufgehängten Korbes befinden, einen Korb zu werfen.

Variation:

– die Teilnehmer versuchen, wenn sie jemandem begegnen, dessen Ball zu stören und den eigenen zu schützen (ohne den anderen Partner zu berühren).

Wie schnell kann ich mich mit dem Ball bewegen, daß es meiner Belastbarkeit und meiner Geschicklichkeit entspricht? Wie stimme ich dribbeln und gehen/traben am günstigsten aufeinander ab? Wie werfe ich am günstigsten auf den Korb? Aus welchem Abstand am besten?

Paarweise mit einem Gymnastikball zusammengehen.

Die Partner gehen oder traben in geringem Abstand nebeneinander her. Dabei dribbeln sie abwechselnd den Ball und versuchen in Zusammenarbeit einen Korb zu werfen, wenn sie sich dabei in Korbnähe befinden.

– Pulskontrolle.

Die Halle wird quer durch eine Langbank abgeteilt, so daß zwei kleine Spielfelder in der Querhalle entstehen. An den Stirnseiten jedes Spielfelds hängt jeweils ein Korb.

Herzgruppen-Basketball

171

Mannschaften mit je vier Spielern bilden (unterscheidbar z. B. durch dominante Kleidungsfarben) und je zwei Mannschaften auf ein Spielfeld verteilen. Wenn mehr Teilnehmer vor Ort sind: mit »fliegendem Wechsel« spielen. Die Spieler haben zwischen ihre Knie einen Schaumstoffquader geklemmt. Gespielt wird mit einem Gymnastikball.

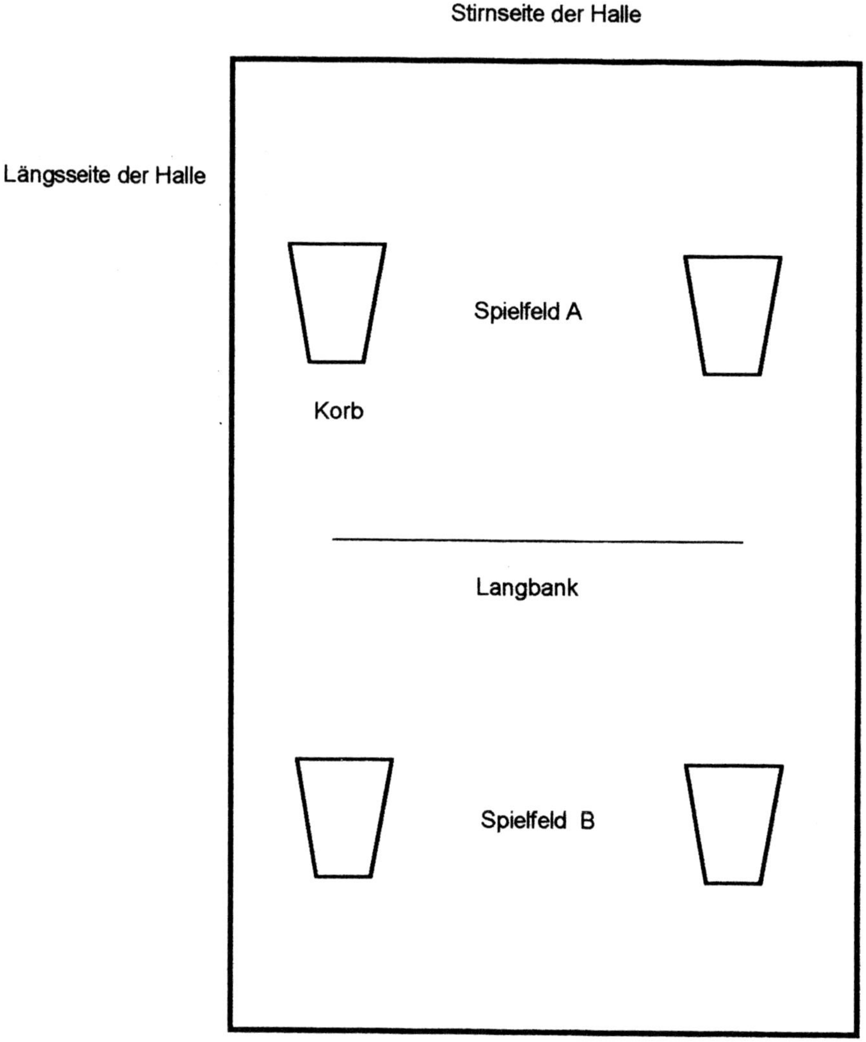

Stirnseite der Halle

Längsseite der Halle

Spielfeld A

Korb

Langbank

Spielfeld B

Abb. 70 Spielfeld für »Gebremstes Basketball«

»GEBREMSTES BASKETBALL«

Ziel des Spiels: Den gegnerischen Korb zu treffen und Korbwürfe des Gegners zu verhindern.

Die Teilnehmer spielen unter Berücksichtigung des Ziels gegeneinander. Geht der Ball ganz durch den Korb hindurch, zählt dies zwei Punkte, berührt er den Korbring, zählt dies einen Punkt. Auflagen dabei: Die Schaumstoffquader dürfen nicht höher als zwischen den Knien eingeklemmt sein, und jeder soll möglichst häufig Ballkontakt haben (kooperieren!), Mitspieler aber möglichst nicht berühren. Wenn es den Spielern notwendig erscheint, können sie selbständig die Spiel-Regeln erweitern oder modifizieren.

Wie verteilen wir unsere Mannschaft am besten auf dem Feld, um den eigenen Korb gut zu sichern und den anderen gut zu treffen? Wann sollte ich eine Pause einlegen?

– Pulskontrolle.

Besprechung: Hat den Teilnehmern diese Basketball–Form Spaß gemacht? Wie fanden sie hier die »Schaumstoffquader–Bremse«? Fühlte sich jemand überfordert?

Gymnastik (10–13 min)

Übungen für den Schulterbereich in der Gymnastik

Schwerpunkt: Übungen für den Schulterbereich

Mit Rotationsbewegungen im Schulterbereich experimentieren.

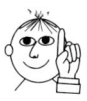

Wie beweglich empfinde ich meine Schultergelenke? Sind bestimmte Bewegungen besonders angenehm oder unangenehm?

Mit Zugbewegungen im Schulterbereich experimentieren (auch unter Zuhilfenahme der eigenen Hände).

Variation:

– dabei Arme in Seithalte und Hochhalte nehmen.

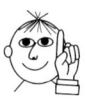

Welche Muskulatur wird bei diesen Bewegungen spürbar? Wie fühlt sie sich an?

Am Ort federn und versuchen, die Schultern dabei bewußt locker mitwippen zu lassen.

Variation:

– Gewicht dabei abwechselnd nach links und rechts verlagern.

Abwechselnd versuchen, die Schultern vor dem Körper zusammenzuziehen und die Schulterblätter am Rücken zueinanderzuschieben.

Was bewirken diese Bewegungen jeweils für meine Ganzkörperhaltung?

Die Arme abwechselnd vorwärts und rückwärts kreisen.

Wie schnell kann ich die Arme kreisen, ohne daß ein unangenehmes Gefühl entsteht?

Paarweise zusammengehen und hintereinander stehen. Der Hintermann faßt den Vordermann an dessen passiven Oberarmen, und lockert durch Hochheben und Fallenlassen der Oberarme dessen Schulterbereich. Danach Aufgabenwechsel.

Ausdauerbelastung (15–20 min)

Ausdauer Gehen oder Laufen (Grundsätze s. 6.4).

– Pulskontrolle während und am Schluß der Ausdauerbelastung.

Entspannung (15–20 min)

Entspannung Jeder Teilnehmer liegt auf einer Matte.

Entspannung mit Hilfe des Tennisballs (s. 6.8.4).

Gespräch (15–20 min)

Gespräch Themenvorschlag: Bewegungsökonomisierung durch Koordination und Beweglichkeit.

Verabschiedung

174

10.4 Stundenbild »Prellball«

Material: Pro Person eine Matte und eine Teppichfliese; für jede zweite Person einen Gymnastikball und einen Tennisball; drei bis vier Langbänke.

Begrüßung

Erwärmung (5–7 min)

»RUNDEN AUF UND AB«

Paarweise zusammengehen. Jeder der Partner denkt sich eine »sanfte« Gymnastikübung aus, die der andere aufnimmt, wenn sie ihm für sich passend erscheint. Danach gehen oder traben die Partner in »ihrem«

Kombination Gehen/Laufen und Gymnastik

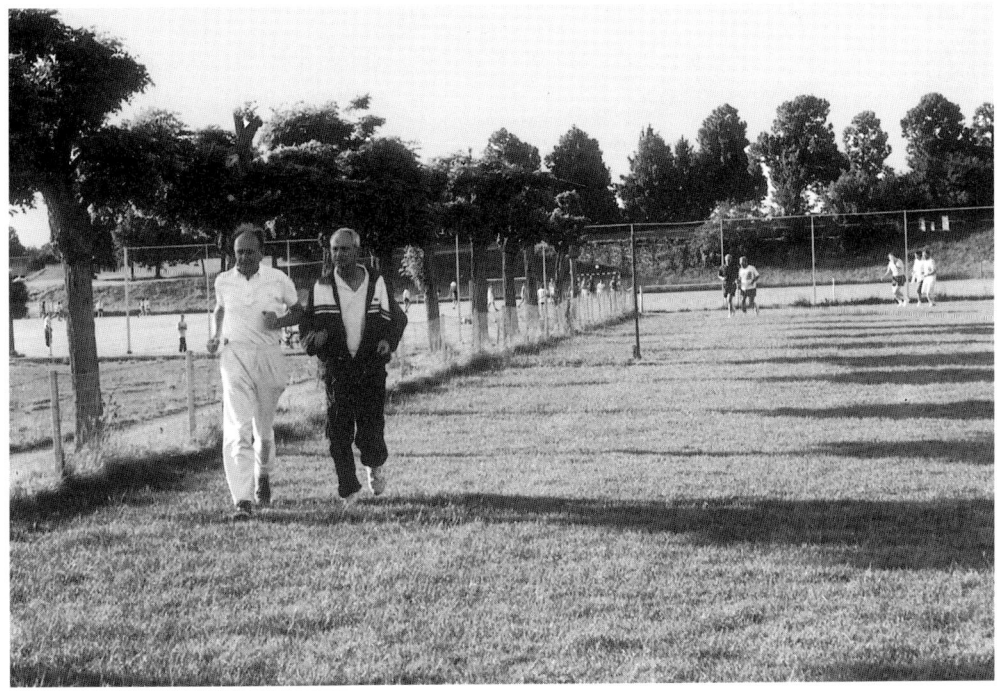

Abb. 71 Gemeinsam die Runden drehen

Stirnseite der Halle

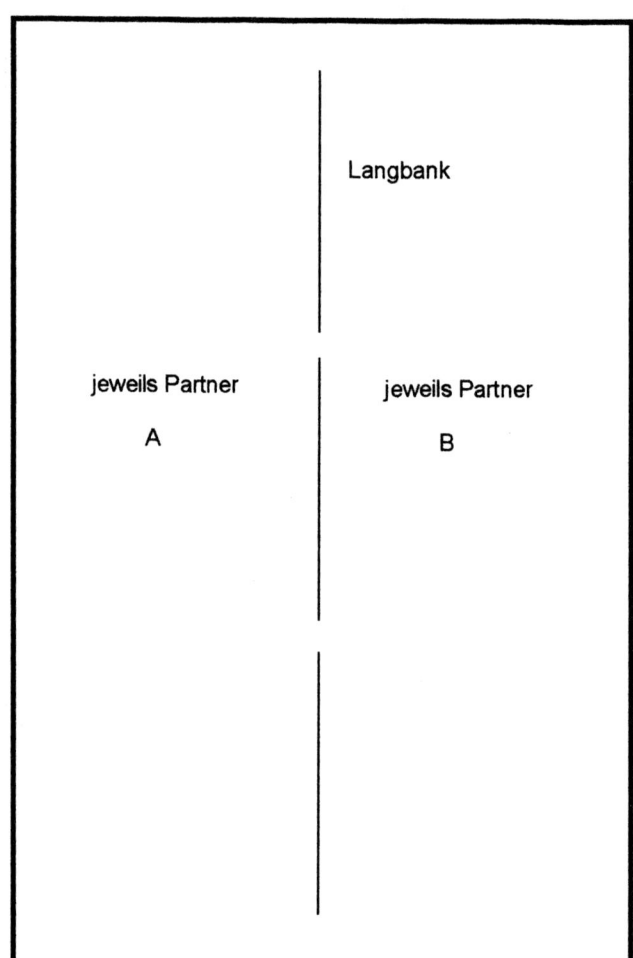

Längsseite der Halle

Langbank

jeweils Partner

A

jeweils Partner

B

Abb. 72 *Aufteilung für das partnerweise Prellen*

Tempo eine Runde in der Halle und treffen sich wieder am Ausgangs-ort, usw.. Die Anzahl der Geh- oder Trabrunden erhöht sich jedoch jedesmal um eins, bis vier Runden gegangen oder getrabt wurden. Danach reduziert sich die Rundenanzahl wieder jedesmal um eins.

– Pulskontrolle.

Haupt-Übungsteil (15–20 min)

Durch drei bis vier längs in der Halle aufgestellte Bänke die Halle tei-len. Paarweise zusammengehen. Jedes Paar hat einen Gymnastikball. Ein Partner steht jeweils auf der linken Seite der Bank, ein Partner auf der rechten.

Prellball

Den Ball mit der Faust über die Bank auf die Seite des Partners prellen. Dieser fängt ihn und prellt ihn wieder auf die gleiche Weise zurück.

Variationen:
– der Ball soll nur noch einmal am Boden aufspringen, ehe er gefan-gen wird
– dabei eine auf der Seite des Partners ausgelegte Teppichfliese treffen
– den Ball nicht mehr fangen, sondern unmittelbar über die Bank zurückprellen
– zählen, wie oft es gelingt, den Ball hin und her zu prellen, ohne daß er »verloren« geht
– verschiedene Abstände zur Bank wählen
– mit der linken Hand prellen.

– Pulskontrolle.

Die Bänke bleiben stehen und markieren nun die Grenze zum geg-nerischen Spielfeld. Mannschaften zu je drei Personen bilden (bei mehr Personen mit »fliegendem Wechsel« spielen). Die zwei Mann-schaften, die sich durch eine Bank getrennt gegenüberstehen, spie-len mit einem Gymnastikball gegeneinander.

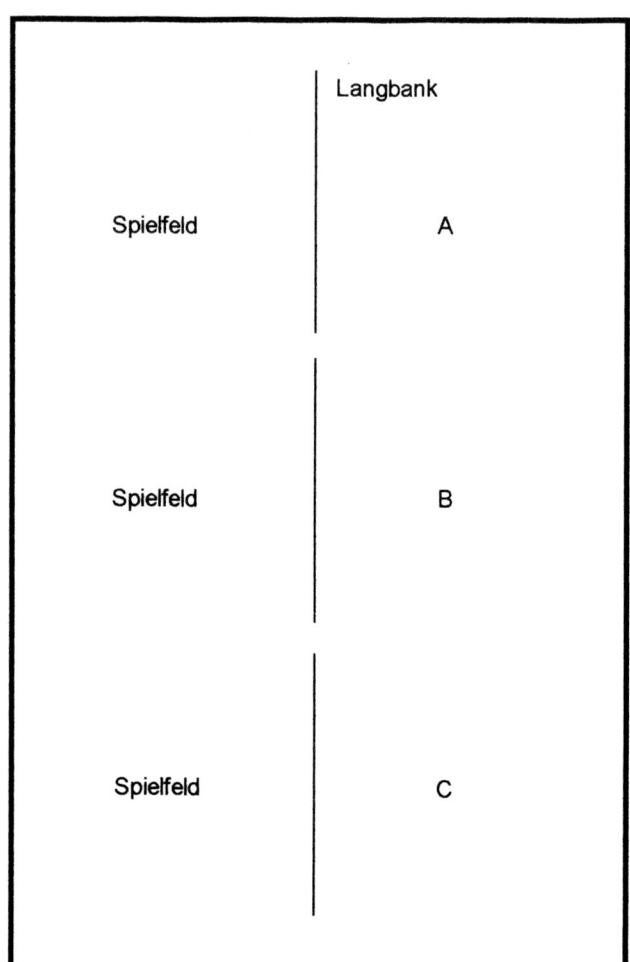

Stirnseite der Halle

Längsseite der Halle

Langbank

Spielfeld   A

Spielfeld   B

Spielfeld   C

Abb. 73 *Spielfeld für »Prellball«*

»PRELLBALL«

Ziel des Spiels: Einerseits den Ball über die Bank (ohne Bankberührung) so auf den Boden des gegnerischen Felds zu prellen, daß die gegnerische Mannschaft ihn nicht mehr erreicht und andererseits vom Gegner ankommende Bälle zu parieren.

Der Ball kommt durch Einwurf ins Spiel, und die Mannschaften spielen unter Berücksichtigung des Ziels gegeneinander. Gezählt wird, wieviel einzelne Ballwechsel jede Mannschaft für sich entschieden hat.

Auflagen dabei: Jeder soll möglichst häufig Ballkontakt haben (kooperieren!). Wenn es den Spielern notwendig erscheint, können sie selbständig die Spiel-Regeln erweitern oder modifizieren.

Wie stellen wir uns innerhalb der Mannschaft am besten auf, daß das Spielfeld gut abgedeckt ist? Paßt die Belastung dieses Spiels zu mir, oder sollte ich hin und wieder pausieren?

– Pulskontrolle.

Besprechung: Wie gefällt den Teilnehmern dieses Spiel? Welche Schwierigkeiten sind aufgetaucht? Was hat Spaß gemacht und was nicht? Fühlt sich jemand überfordert?

Gymnastik (10–13 min)

Schwerpunkt: Dehnung der Beine

Dehnung der Beine in der Gymnastik

Experimentieren, in welchen Positionen oder mit welchen (vorsichtigen!) Bewegungen man die Rückseite der Beine dehnen kann.

Variationen:

– Vorderseite der Beine experimentierend dehnen
– Innenseite der Beine experimentierend dehnen
– Außenseite der Beine experimentierend dehnen.

Wie weit kann ich in die Dehnung gehen ohne daß es mir weh tut?

Wer möchte, stellt seine Dehnungslösungen vor. Die anderen nehmen die Formen auf, die ihnen für sie selbst geeignet erscheinen.

Sitzend oder liegend experimentieren, in welchen Positionen oder mit welchen (vorsichtigen!) Bewegungen man die Rückseite der Beine dehnen kann.

Variationen:

– Vorderseite der Beine experimentierend dehnen
– Innenseite der Beine experimentierend dehnen
– Außenseite der Beine experimentierend dehnen.

179

Ist mir eine sitzende oder liegende Ausgangsposition zur Dehnung lieber als der Stand? Wie weit kann ich hier in die Dehnung gehen, ohne daß es mir weh tut?

Wer möchte, stellt seine Dehnungslösungen vor. Die anderen nehmen die Formen auf, die ihnen für sie selbst geeignet erscheinen.

Paarweise zusammengehen. Ein Partner dehnt die passiven Beine des anderen mit ihm geeignet erscheinenden Griffen. Ehe er arbeitet, bespricht er seinen Vorschlag mit dem Partner, ob dieser mit ihm einverstanden ist. Danach Aufgabenwechsel.

Die Paare, die möchten, stellen ihre Vorschläge vor. Die anderen greifen davon die Formen auf, die beiden Partnern angenehm sind.

Ausdauerbelastung (15–20 min)

Ausdauer Gehen oder Laufen (Grundsätze s. 6.4).

– Pulskontrolle während und am Schluß der Ausdauerbelastung.

Entspannung (15–20 min)

Entspannung Jeder Teilnehmer liegt auf einer Matte.

Entspannung mit Hilfe des Tennisballs (s. 6.8.4).

Gespräch (15–20 min)

Gespräch Themenvorschlag: Disstreß und Eustreß.

Verabschiedung

10.5 Stundenbild »Angelehnt an Volley-ball«

Material: Pro Person eine Matte; für jede zweite Person einen Tennisball; ein roter, grüner und blauer Gymnastikball, zwei bis drei größere Softbälle (Durchmesser ca. 30 cm), eine Zauberschnur.

Begrüßung

Erwärmung (5–7 min)

Die Teilnehmer stehen im Kreis, in dem ein roter, ein grüner und ein blauer Gymnastikball verteilt sind.

»VERBINDLICHE FARBEN«

Im Kreis werden die Bälle kreuz und quer umherbewegt. Dabei wird
- der rote Ball geworfen
- der grüne Ball geprellt und
- der blaue Ball gerollt.

Erwärmung mit Bällen

Variationen:
- die Bälle sind mit verschiedenen Bewegungsaufgaben verbunden, z. B.
  rot   = Drehung am Ort
  grün = federn am Ort
  blau = einen Arm kreisen
- noch einen Ball mit charakteristischer Abgabeform hinzunehmen
- die Kreisaufstellung auflösen und im Gehen oder Traben spielen.

- Pulskontrolle.

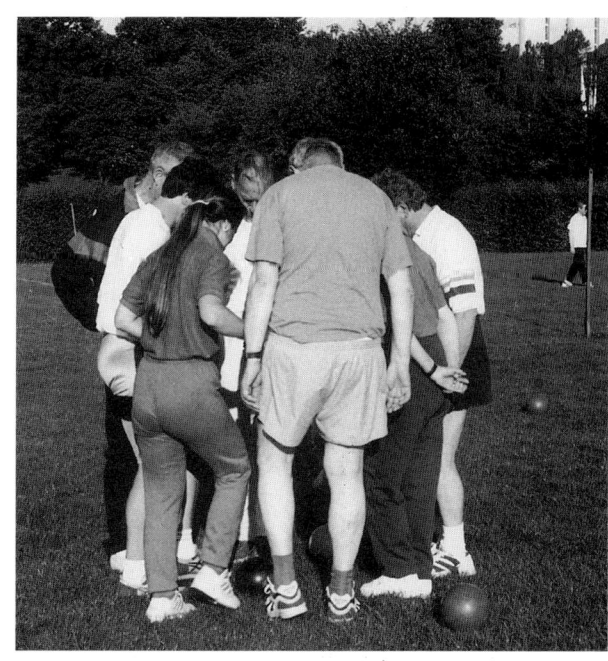

Abb. 74 Ideenreiche Ballabgabeformen

Haupt-Übungsteil (15–20 min)

Angelehnt an
Volleyball

Die Teilnehmer stehen in Kreisen mit ca. fünf Personen. Jeder Kreis hat einen größeren Softball.

Den Ball kreuz und quer im Kreis spielen. Sich dabei möglichst auf folgende Abspielarten beschränken:
- den Ball von einem »Körbchen« der Hände vor Augen und Stirn abspielen
- den Ball mit den parallel zusammengehaltenen Unterarmen von unten her »baggern« oder führen
- den Ball im Bogen schlagen.

Ehe der Ball angenommen wird, darf er einmal aufhüpfen.

Die Halle durch eine quer gespannte Zauberschnur teilen (in ca. 2 m Abstand über dem Boden). Zu beiden Seiten der Zauberschnur kleine Spielfelder abgrenzen (ca. 4,5 m × 4,5 m), die jeweils durch die Zauberschnur voneinander getrennt werden.

Mannschaften mit je drei oder vier Spielern bilden und auf die kleinen Spielfelder verteilen (bei mehr Personen: mit »fliegendem Wechsel« spielen). Jeweils die Mannschaften, deren Spielfelder durch die Zauberschnur voneinander getrennt sind, spielen mit einem größeren Softball gegeneinander.

»VOLLEYBALLTENNIS«

Ziel des Spiels: Den Ball so über die Schnur zu bringen, daß er auf den Boden des gegnerischen Felds mindestens zweimal hintereinander aufhüpft, und gleichzeitig zu verhindern, daß gegnerische Bälle auf dem Boden des eigenen Spielfelds zweimal hintereinander aufhüpfen.

Der Ball kommt durch Einwurf ins Spiel. Die Mannschaften spielen unter Berücksichtigung des Ziels des Spiels gegeneinander. Gezählt wird, wieviel einzelne Ballwechsel jede Mannschaft für sich entschieden hat.

Auflagen dabei: Dazu nur die drei vorher im Kreis benützten Abspielarten benützen, und jeder soll möglichst häufig Ballkontakt haben (kooperieren!). Wenn es den Spielern notwendig erscheint, können sie selbständig die Spiel-Regeln erweitern und modifizieren.

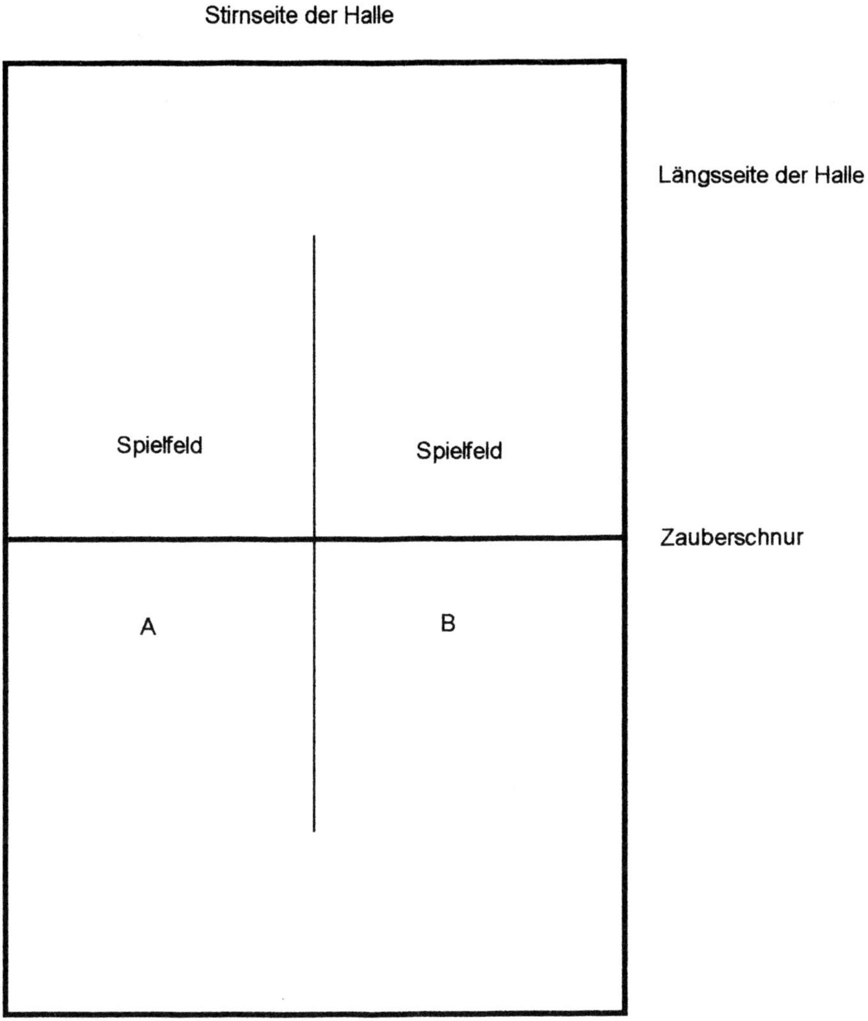

Stirnseite der Halle

Längsseite der Halle

Spielfeld   Spielfeld

Zauberschnur

A   B

Abb. 75 Spielfeld für »Volleyballtennis«

Wie stellen wir uns innerhalb der Mannschaft am besten auf, daß das Spielfeld gut abgedeckt ist? Paßt die Belastung dieses Spiels zu mir? Sollte ich hin und wieder pausieren?

– Pulskontrolle.

Besprechung: Wie gefällt den Teilnehmern dieses Spiel? Welche Anregungen haben sie? Welche Schwierigkeiten sind aufgetaucht? Fühlt sich jemand überfordert?

Gymnastik (10–13 min)
Schwerpunkt: Stützen

Stützen in der Gymnastik Sitzend experimentieren, wie und wo der Körper mit den Händen abgestützt werden kann. Auflage hier und für alle Stützübungen: Den Atem dabei ruhig fließen lassen und nicht pressen!

 Wann empfinde ich meinen Körper schwerer und wann leichter stützbar?

Wer möchte, stellt seine Ideen vor. Die anderen greifen davon für sie passend erscheinende Lösungen auf.

Sitzend experimentieren, wie und wo der Körper mit Händen und Füßen/Beinen kombiniert abgestützt werden kann.

Wer möchte, stellt seine Ideen vor. Die anderen greifen davon für sie passend erscheinende Lösungen auf.

In der Halle umhergehen und Orte suchen, an denen neue, interessante Stützerfahrungen gemacht werden können.

Paarweise zusammengehen und sich auf beliebige Art und Weise aneinander abstützen.

Die Paare, die möchten, stellen ihre Ideen vor. Die anderen nehmen die Formen davon auf, die beiden Partnern angenehm sind.

Ausdauerbelastung (15–20 min)
Ausdauer Gehen oder Laufen (Grundsätze s. 6.4).

– Pulskontrolle während und am Schluß der Ausdauerbelastung.

184

Entspannung (15–20 min)

Jeder Teilnehmer liegt auf einer Matte.

Entspannung mit Hilfe des Tennisballs (s. 6.8.4).

Gespräch (15–20 min)

Themenvorschlag: Welche Rolle spielt das Wetter für das Wohlbefinden?

Verabschiedung

10.6 Stundenbild »Kooperatives Family-Tennis«

Material: Pro Person ein Family-Tennisschläger (Tennisschläger aus Plastik) und eine Matte; für jede zweite Person einen Tennisball und einen kleinen Softball.

Begrüßung

Frwärmung (5–7 min)

»JANUS«

Auf Musik paarweise kreuz und quer in der Halle umhergehen. Die Partner stehen dabei Rücken an Rücken und verhaken ihre Arme dabei, so daß jeder während des Gehens in eine andere Richtung blickt (wie »Janus«). Dabei in Absprache verschiedene Fortbewegungsarten erfinden.

Geh- oder Laufform

»REGENGUSS«

Kreisaufstellung. Die Teilnehmer imitieren durch Bewegungen die Geräusche und Lautstärken eines langsam anschwellenden Nieselregens zum heftigen Regenguß mit Blitz und Donner, der dann ebenso langsam wieder nachläßt.

Imitation durch Bewegung

Welche Naturschauspiele könnte man analog bewegend imitieren?
– Pulskontrolle.

Haupt-Übungsteil (15–20 min)

Kooperatives Family-Tennis
Die Teilnehmer stehen im Kreis mit einem Kreis-Mittelmann; jeder hat einen Family-Tennisschläger in der Hand, der Mittelmann hat zusätzlich einen kleinen Softball. Die mehr belastbaren Teilnehmer bewegen sich dabei federnd am Ort.

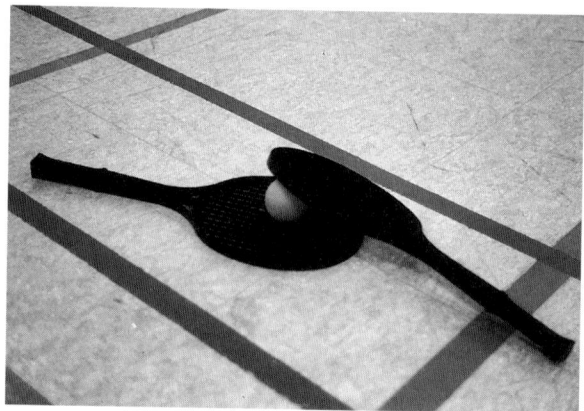

Abb. 76 *Ausrüstung für »Family-Tennis«*

Der Mittelmann spielt den Softball mit seinem Schläger beliebigen Teilnehmern nacheinander auf der Kreisbahn zu. Nach einmaligem Aufhüpfen des Balles nehmen diese ihn an und spielen ihn wieder zum Mittelmann zurück, usw.. Mittelmann öfter auswechseln.

Paarweise mit zwei Schlägern und einem kleinen Softball zusammengehen; die Paare stehen sich in Gassenaufstellung gegenüber. Die mehr belastbaren Teilnehmer bewegen sich dabei federnd am Ort.

Den Softball mit dem Schläger hin und her spielen.

Variationen:

- zählen, wie oft der Ball hin und her gespielt werden kann, ohne daß er davonspringt oder -rollt
- den Abstand zueinander verändern
- mit der ungeübten Hand spielen
- in betont hohen oder flachen Bögen zuspielen
- Partnerwechsel.

Welches Spieltempo und welcher Abstand zueinander paßt zur Belastbarkeit meines Partners ebenso gut wie zu meiner eigenen?
- Pulskontrolle.

Gymnastik (10–13 min)

Schwerpunkt: Kräftigung der Beine

In der Abfahrtshocke leicht federnd stehen; jeder Teilnehmer bleibt solange in dieser Position, wie es ihm gut tut.

Leicht in die Knie gehen und am Ort in dieser Position Schrittkombinationen erfinden.

Wer möchte, stellt seine Ideen vor. Die anderen nehmen die Vorschläge auf, die ihnen für sie passend erscheinen.

In der Bauchlage isoliert die Beine in alle möglichen Richtungen heben und senken.

Welche Bewegungen gehen hier besonders leicht und welche eher schwer? Mit welchen Muskeln arbeite ich jeweils hauptsächlich?

In beiden möglichen Seitenlagen isoliert die Beine in alle möglichen Richtungen heben und senken, beugen und strecken.

Welche Bewegungen gehen hier besonders leicht und welche eher schwer? Mit welchen Muskeln arbeite ich jeweils hauptsächlich?

Paarweise zusammengehen. Gegenübersitzend die Fußsohlen aufeinanderlegen und »radfahren«. Dabei so aufrecht als möglich sitzen.

Variation:

- dem Druck des Partners leichten Widerstand leisten, so, daß er ihn aber überwinden kann (keine Preßatmung!).

Kräftigung der Beine in der Gymnastik

Ausdauerbelastung (15–20 min)

Ausdauer   Gehen oder Laufen (Grundsätze s. 6.4).

– Pulskontrolle während und am Schluß der Ausdauerbelastung.

Entspannung (15–20 min)

Entspannung   Jeder Teilnehmer liegt auf einer Matte.

Entspannung mit Hilfe des Tennisballs (s. 6.8.4).

Gespräch   **Gespräch** (15–20 min)

Themenvorschlag: Beiträge zum Selbstbewußtsein.

Verabschiedung.

Literatur

11

Zum Kapitel 1:

1. BECKMANN, P.: »Ganzheitliche Bewegungstherapie in der kardiologischen Prävention und Rehabilitation«; perimed Fachbuch-Verlagsgesellschaft mbH, Erlangen, 1989

2. FISCHER, W.D.: »Möglichkeiten einer funktions- und erlebnisorientierten Bewegungstherapie in der stationären und ambulanten Gruppenarbeit mit Herzpatienten«, in: Esser, P.: »Psychologische Gruppenarbeit im Rahmen der Rehabilitation von Herzpatienten«, Enke-Verlag, Stuttgart, 1987, S. 107–116

3. LEIST, K.-H.: »Lernfeld Sport«, Rowohlt Taschenbuch Verlag GmbH, Reinbek bei Hamburg, 1993

4. WAGENSCHEIN, M.: »Verstehen lehren«; Beltz Verlag, Weinheim und Basel, 1992

Zu den Kapiteln 2., 3., 4., 5. und 6.:

5. BLOSS, H. A.: »Bewegung gegen den Herzinfarkt«, R. Piper GmbH & Co. KG, München, 1986

6. BÖHM, U.: »Die Utopie wagen«, in: »Gesundheit«, Beilage der Süddeutschen Zeitung Nr. 94, 23.04.1996, Seite G1

7. BÖS, K.: »Handbuch für Walking: schnelle Schritte zu einer gesunden Lebensweise«; Meyer & Meyer, Aachen, 1994

8. BRUNNER, S.: »»Als hätte mir jemand aufs Hirn gehauen««; in: »Gesundheit«, Beilage der Süddeutschen Zeitung Nr. 94, 23.04.1996, Seite G3

9. BRUSIS, O. A./WEBER-FALKENSAMMER, H.: »Handbuch der Herzgruppenbetreuung«, perimed Fachbuch-Verlagsgesellschaft mbH, Erlangen, 1990

10. Gälweiler, H.-P./Milkereit, W.: »Sport am Wohnort«; in: Lagerström, D./Völker, K. (Hg.): »Sport und Bewegung bei koronarer Herzkrankheit«, Sport-Echo Verlags GmbH, Köln, 1986; S. 125–134

11. Halhuber, C.: »Rehabilitation in ambulanten Koronargruppen«; Springer Verlag, Berlin, 1980

12. Halhuber, M.-J./Krasemann, E. O./Mücke, F.: »Ratgeber zur Betreuung von Herzgruppen«; Echo Verlags-GmbH, Köln, 1989

13. Halhuber-Ahlmann, J. W.: »Bewegungstherapie mit Musik?« in: Halhuber, M.-J./Krasemann, E. O./Mücke, F.: »Ratgeber zur Betreuung von Herzgruppen«; Echo Verlags-GmbH, Köln, 1989, S. 135 ff

14. Jacobson, E.: »Entspannung als Therapie: progressive Relaxation in Theorie und Praxis«; Pfeiffer-Verlag, München, 1993

15. Kolb, M.: »Spiele für den Herz- und Alterssport«; Meyer & Meyer Verlag, Aachen, 1995

16. Lagerström, D.: »Grundlagen der Bewegungs- und Sporttherapie bei koronarer Herzkrankheit«; Pharma-Schwarz, Monheim, 1981

17. Lagerström, D./Völker, K. (Hg.): »Sport und Bewegung bei koronarer Herzkrankheit«; Sport-Echo Verlags GmbH, Köln, 1986

18. Lagerström, D.: »Bewegungstherapie«; in: Halhuber, M.-J./Krasemann, E. O./Mücke, F.: »Ratgeber zur Betreuung von Herzgruppen«; Echo Verlags-GmbH, Köln, 1989, S. 82–91

19. Ohm, D.: »Entspannungstraining und Hypnose bei Patienten mit koronarer Herzkrankheit in der stationären Rehabilitation«; Roderer u. Welz, 1987

20. Rost, R.: »Herz und Sport«, perimed Fachbuch- Verlagsgesellschaft mbH, Erlangen, 1990

21. Rost, R.: »Mehr Bewegung, bitte!«; Squibb-von-Heyden GmbH, München, 1995a

22. Rost, R.: »Sport- und Bewegungstherapie bei Inneren Krankheiten«; Deutscher Ärzte-Verlag, Köln, 1995b

23. Stippig, J./Berg, A./Keul, J.: »Bewegungstherapie bei koronarer Herzkrankheit«; Thieme-Verlag, Stuttgart u. a., 1984

24. Weineck, J.: »Optimales Training«; perimed Fachbuch-Verlagsgesellschaft mbH, Erlangen, 1988

25. Yanker, G.: »Walking: das ideale Fitneßtraining für alle«; Mosaik-Verlag, München, 1994

Zu den Kapiteln 7., 8., 9. und 10.:

26. BRINCKMANN, A./RODER, A. (Hg.): »Freizeitsport mit Senioren«; Rowohlt Taschenbuch Verlag GmbH, Reinbek bei Hamburg, 1985

27. KELBER, W.: »Akrobatik und Jonglieren«; in: »Der Übungsleiter«, Nr. 7/92, 25. Jhrg., S. 28

28. KOLB, M.: »Spiele für den Herz- und Alterssport«; Meyer & Meyer Verlag, Aachen, 1995

29. LOBSIGER-BRUGGER, L./SCHMID, A./BUCHER, W. (Red. u. Hg.): »1000 Spiel- und Übungsformen zum Aufwärmen«; Verlag Hofmann, Schorndorf, 1993

30. STECHLING, S./SCHNEIDER-EBERZ, I./BUCHER, W. (Hg.): »1013 Spiel- und Übungsformen für Senioren«; Verlag Hofmann, Schordorf, 1992

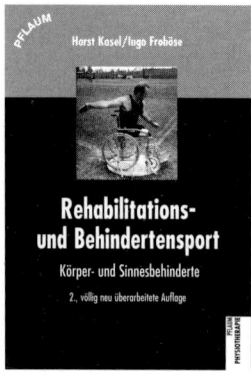
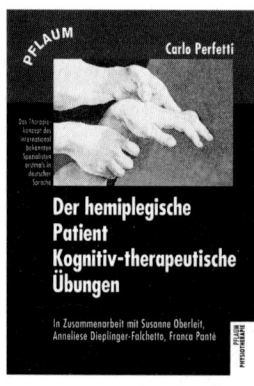
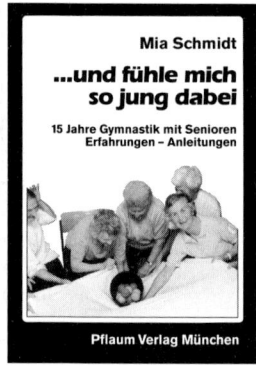